語りの底に

臨床文化精神医学

大月康義｜著 *Yasuyoshi Ohtsuki*

江口重幸｜解題 *Shigeyuki Eguchi*

Ψ
金剛出版

はじめに

精神と文化は不即不離の関係にある。文化は精神の表現であるとともに、精神は文化に強く規定されている。サリヴァンの言うように人間は生まれ落ちたときから文化という対人関係の渦の中にあり、そこで精神を形成しながら発育していく。社会体の構造が歴史とともに変化するのにともない精神は変容していく。わたしがまだ青春時代にあったとき、親が子を殺し、子が親を殺すことなど考えられもせず、そのような事件もほとんどなかった。それが今ではそのような事件が毎日のように起きている。ひとびとの心性が集合的に変化してきていることを如実にあらわしている。精神と文化とは相互に強い影響を及ぼしながら変化している。

このようであるとき、精神疾患概念は動いている。診断基準だけで判断されうるような現実の精神疾患はもはや無いといえる。明らかな普遍症候群と思われる統合失調症であっても、診断基準だけでの判断は難しく、彼の生活をまるごと取り出し、生活歴、家庭環境、友人関係、職場でのありようなどを精神誌として記述し、文脈の流れをみていかなければ、彼の精神のありようはわからない。世界の動向のような大きな文化から身の回りの小さな文化に至るまでのさまざまな文化の中で個人の心性をとらえていくことが精神科臨床である。

そのような精神科臨床を積み重ねながら、感じ取ったことを論文化してきた。生きた精神科臨床とはどのようなものであるのかを感じ取ってもらえるならば幸いである。

第1部「序論」では、生命《いのち》にふれるとはどういうことであるかについて考察した。クラインマンは現代医療人類学の世界的泰斗である。その彼がアルツハイマー病となった妻のジョーンを一〇年間介護し、ケアすることは人生において最も重要なことのひとつであると言った。その意味するところを津久井やまゆり園障害者殺傷事件などに言及しつつ考察した。

第2部「サリヴァン精神医学論」では鵺《ぬえ》的症候を呈示しそれに対するサリヴァン的対処について述べた。現代文化の複雑化にともない精神症候も捉えようのないものが出てきている。精神の底が抜けているような、診断のつけようもなく治療もお手あげとなるものに鵺的症候と名づけた。そのような症候に対しサリヴァン精神医学が意外なまでの有用性があることを経験した。サリヴァン精神医学は、精神が対人関係ならびにその時代の文化の濃厚な影響のもとに発達してくることを基礎において、さまざまな精神症候に対し、これという病名をつけずに対処していくものである。

第3部「治療文化論」では、サリヴァンを日本に紹介した中井久夫はその著『治療文化論』で個人症候群、文化結合症候群、普遍症候群の三つのアスペクトから精神症候をみることを提案したのだが、現代、文化結合症候群は姿を消しつつある。この現実をふまえつつ中井の治療文化論の試みを生かすために、『治療文化論』の基本文献である『エランベルジェ著作集』とヤップの『比較精神医学』に立ち返り、個人症候群を再考した。個人の精神症候は多くの文脈につらぬかれており、南方熊楠のいうところの文脈の萃点にあらわれ、同時に個人の精神誌の曲がり角にあらわれる。それと生物学的要因とのかねあいの中で、どうとらえうるかを論じた。それと同時に地域文化精神医学の試みを示し、文化精神医学による非定型精神病の読み解きを試み、文化精神医学の先達である荻野恒一について論じた。

第4部「臨床言語論」は言葉のさらにその先にあるものを求める試みである。ヒステリーの身体にはことば身体ともいうべきものが身体と言葉をつないでおり、さらにその下層にはいのちに触れる層があり、いのちに直接触れたとき野生体ともいうべきものがあらわれる。それがときとして蛇憑依となることをまず述べた。日常臨床のほとんどは言葉である。その言葉にも地層があり、どこまでも深く根をはっている。その言葉を掘り下げることのできるところまで掘り下げていき、結局、ハイデガー『言葉への途上』にまで行きついた。そこには情報としての言葉ではなく、こころの表現としての言葉があった。「言葉は有の住処である」というハイデガーの言葉を読み解くべく苦闘した。そこには言葉を超えたあるものがあった。

第5部「結論」は数学者岡潔について述べた。岡潔は私の人生における中核となる人物である。その彼が言った「自然はこころのうちにある」という言葉に衝撃を受け、その言葉を理解しようと苦闘した。それが、今、精神科臨床を行ううえでこの上なく力になっている。今、理解できる限りのところまで書いた。それが私の精神科臨床を理解してもらう最上の道だと思うからである。

目次

第3部　治療文化論

第4部　臨床言語論

第5部　結　論

第1部 序論

クラインマン『ケアをすることの意味――病む人とともに在ることの心理学と医療人類学』を読む

はじめに

この書物はハーバード大学で医療人類学と精神医学教授を長年務めてきたアーサー・クラインマンが妻のジョーン・クラインマンの一〇年にわたるケアをとおして気づいてきたことを『ランセット』誌に載せた論文を集め、それに京都大学での講演を加えたものが主たる内容となっている。心理臨床家で監訳者の皆藤章が第1部第1章を書き、そこからクラインマンの講演と論文が続き、第3部第3章末尾を医療人類学と精神医学が専門の江口重幸が書いている。そこでは現代医療がケアを等閑視するようになったことにより医療の最も本質的な部分が抜けおちている危機について語り、ケアが人間の人間となるための最も本質的なことであるとしている。それは現代社会の経済合理性を最優先して動いてゆく在り方へのきわめて先鋭な批判となっている。

この書物は、さらに、津久井やまゆり園での精神障害者大量殺人事件（二〇一六年七月）における加害者の「コミュニケーションをとれないほどの重度の障害者は殺してもよい」、「重度障害者を介護し続ける費用は国家の損失である」といった心情的には直ちに否定できても合理的な考え方では直ちに否定しきれない考えに最も正面からノーを突きつけるものである。

そしてクラインマンは言う、「ケアすることは、絶対ではないにしても、些細なそしてあらゆる体験においてわれわれは真になにものであるのかを際立たせるひとつの実践であり、われわれの人間性を確固たるものにするのである」と。その言葉の内容についてクラインマンは繰り返し懇切に述べていく。

最初に結論めいたことを書いたが、この内容をよく読み解こうとしてゆくと奥へ奥へと誘いこまれる大きな問いに行き当たる。それは「人の食事、排せつ、入浴、洗面、運動などの世話をすることが何故人間性を確固たるものにするのか」という問題である。最近は介護に伴う殺人のニュースがしばしば新聞紙面をにぎわす。老々介護で夫が妻を殺す。認知症の母親を長男が殺す。介護に消耗して心療内科クリニックを訪れる患者も多い。殺さなければならないほど、心中しなければならないほど人間を疲弊させる障害者介護。そこに意味を見出すことは可能なのであろうか。クラインマンは経済合理性に基づく行動に対し、モーラル（moral）な行いを対置する。"Moral" は道徳的・人間的と訳されている。しかし、この訳語は的を外れているように思われる。特に道徳的であるとはこうあらねばならないという社会の規範を意識して守るという意味合いがある。「人間的」は温かみのあるといった意味合いを持つのであろうが、雰囲気だけを伝え内容のない言葉である。モーラルはもっと自然な社会規範を越えたところから沸き起こる雰囲気がある。モーラルというクラインマンの言葉をどうとらえるかがこの書物の読解の鍵ともなる。以上の疑問をひとつずつ読み解いていってみたい。そして最後に京都大学での講演「二一世紀における感性と主観性の変容――人類は生き残れるか」について考察してゆきたい。この講演は現代の最高の知性のひとりが妻を一〇年間ケアした結果たどりついた新たな世界を垣間見せてくれる。

クラインマンの使う「ケア」という言葉は何を指し示しているのか

まず、クラインマンの言う「ケア」という言葉を明確にしておきたい。彼は妻ジョーンさん（以下、敬称略）のケアをしてきたことから考察を繰り広げている。ジョーンとは北海道での日本精神神経学会にクラインマンと来日した際、直接お会いすることができた。クラインマンを包み込むようなやさしさがあった。ジョーンがアルツハイマー病になったことを知ったとき衝撃を受けた。そのジョーンを一〇年間ケアしつづけたことに深い感動も覚えた。この場合ケアは愛する者、特に家族の者の食事、排せつ、入浴、運動などの手助けをしていくこととして意味されている。相手が自力で生活し生命を維持することができなくなったことから身体的精神的に手助けすることである。職業としての介護とは異なった意味合いで用いられている。愛する者の世話といった意味合いで、子どもの養育にもつながるところがある。この後はケアをこの意味に限定して用いることとする。

ケアすることは重度障害者を無用の存在とする思考とどう交錯するのか

津久井やまゆり園での大量殺人を行った犯人は確信犯的に「重度の精神障害者は社会にとって無用であるから殺した方が良い」と言い、犯行を行った。この言葉に対し人道的見地から「それは人間として許されざる行為だ」とか「それはナチスが精神障害者やユダヤ人を大量殺戮したときの論理と同じだ」といった反対意見が述べられる。しかし、それは感情的な反発心を吐露したものであったり、ナチスは悪であるという前提の意見であり、何故、重度の精神障害者を社会のお荷物として殺してはいけないのかという問題には答えていない。私自身、総合病院精神科に勤務していたとき内科部長が「精神障害者は生産性も低く生活保護も多い。そのような人たちを診ている精神科医は内科医より格下だ」と言ったことに対し、唖然としたがなんと反論したらよいのか頭がまとまらなかった。その答えはいまだに出せていない。ただ、この内科部長の発言の立ち位置と精神科医療に人生をささげることの立ち位置は異なるのではないかということに気づいてきた。この内科部長もナチスもやまゆり園殺人事件の犯人も経済合理性の範囲で物事を考え行動している。経済合理性という刃物は重度精神障害者を社会から切り捨てようとする。われわれも経済合理性の中で生活していることからそれをいちがいに否定することはできない。経済合理性を追求することで資産は増え、それを無視しては生存までが脅かされる。しかし、物事の価値判断の基底に経済合理性をもってくる必然性はあるのだろうか。経済合理性で人の価値まで判断できるのだろうか。そもそも経済合理性とは何なのだろう。

二〇一八年九月、北海道を襲った胆振東部地震で、全電源喪失状態となり北海道中の信号は消え、電車は止まり、すべての家は停電となった。断水も震源地に近い地域では広範囲に起き、スーパーには水や食べ物を買い求める人々が大勢並んだ。電気水道のライフラインが止まるとわれわれの生活はほとんど止まってしまう。生きてゆくことも困難となる。われわれは自然の生態系の中に巨大な哺育器を構築しそこで生活していることを思い知らされる。その巨大哺育器の中では商品経済活動が行われ、そこでは経済合理性が生き抜くためのキーポイントとなる。われわれは自然の生態系から切り離され自分たちで自分たちの巨大哺育器をつくりそこで生活しているという特異な動物なのである。そのことを今回の大地震で思い知らされた。この巨大な哺育器の中だけでは経済合理性は大手を振って闊歩している。ところで人間は巨大哺育器の中で商品経済を回しているだけの存在なのだろうか。地震後の大停電のとき信号がストップし歩いて用を足し、テレビもつかず、夜にはロウソクで食事を照らした生活になったとき、不安というよりは何処かわくわくした気分を味わった。人間は商品経済を選んだのであり、商品経済に組み込まれなければ生きていけない存在ではもともとなかった。そのありようは巨大哺育器や商品経済をはるかに超えたところにある。それが大停電で顕在化したようである。

先に挙げた内科部長やナチスや津久井やまゆり園殺人の犯人の言葉は哺育器の中だけで大手をふるうことのできるものである。人間は本来もっともっと大きな存在なのであろう。それが現代の科学技術文明の中で小さく小さくなって生きているようである。

重度精神障害者は農耕文明の時代、隔離収容されることもなく村のなかで村人たちと共生していた。フーコーの『狂気の歴史』(フーコー 1975)が伝えるところである。パプア・ニューギニアでは先住民の部落には統合失調症の患者はいなかったとバートン=ブラッドレーが伝えている(バートン=ブラッドレー 1979)。狂者を特別扱いしていなかったからであろう。人々は経済合理性の枷がなければのびのびと狂者と暮らしていける。現代人は経済発展してゆけばますます豊かに暮らしてゆけるという幻想に浸されGDPの増加が至上命題となっているが、経済発展の行く先には地球の砂漠化と海洋汚染があるだけであり、人類の滅亡である。人間には自己破滅遺伝子がもともと組み込まれているのかもしれない。地球にとって現代の人間はがん細胞のように宿主を滅ぼすものといっても過言ではないかもしれない。そこに重度精神障害者が切り捨てられることをよしとする考えが入り込んでくるようである。

このような地球を食い尽くす巨大哺育器の中では快刺激を受けることを幸せと感じ、より多くの快刺激を求めてゆく。しかし、そのような刺激はより強いものでなければ反応できなくなる。猿の脳の快中枢に電極を刺し、ここからスイッチにコードをつなぐと、猿はスイッチを死ぬまで押し続ける。現代人はまさにこのような状態に陥っているのではないだろうか。そのときケアすることは生命《いのち》そのものに触れ喜びの湧きおこる経験をもたらすのではないだろうか。生命に深く触れる機会は現代人にとっては極めて稀なことになっている。育児、性愛、ケアなどである。そのようなときケアすることはこの稀有な機会を与えてくれる。それを感じとれるか。巨大哺育器の中の思考にがんじがらめになりそれが感じ取れない時、ケアは苦痛でしかない。ケアすることは哺育器の中での価値観、すなわち地位、財産を得、有名になることとは対極にある。生産性のない、あるいは生産性を阻害する重度精神障害者を世話し、そのことに時間と労力と資力をつかうことは経済合理性からいうとまったく無駄な行為ということになる。しかし、哺育器を突き破り地球の生命にまで広げると、ケアすることは生命に直接ふれるかけがいのないものとなる。

経済的生産性向上を至上命題とすることは行き詰まっているのではないか?

今の日本は人口減少へ転じ、老齢人口比率が世界最高である。しかも移民をできるだけ制限しようとしている。現状を維持することはもはや不可能である。労働人口はさらに急激に減少している。生産力が減少し労働人口も減少したぶん巨大哺育器を縮小していかねば巨大哺育器の維持はできない。いまは増税でそれを賄おうとしているが早晩行き詰まるであろう。生産性向上をうたうこの巨大哺育器では、女性の労働が必須となるため第二次世界大戦のときの「産めよ育てよ」の号令に従い九人も一〇人も子どもを産んでいた専業主婦はいなくなっている。女性も共働きをしないわけにはいかず、子どもを産み育てたくともその時間も環境もないのが現状である。巨大哺育器の中では出生率が減少するのは必然である。このような状況でも巨大哺育器を大きくしようとする流れはどこからくるのであろう。おそらくその始まりは明治維新であろう。天皇を中心として富国強兵をうたいそれまでの武家社会から変換したときに巨大哺育器づくりは始まった。その勢いは第二次世界大戦まで続いた。敗戦後、象徴天皇となり、軍は解体され、財閥、地主も解体された。そこで富国強兵の波は経済成長というかたちで続いてきた。経済成長とバブルのはじけた後の衰退の始まった現在でも拡大傾向が続いている。縮小への方向転換がなされなければ巨大哺育器の中の人間は消耗しつくしてしまうであろう。そのような中でのやまゆり園の事件である。中身が衰退しているにもかかわらず巨大哺育器が拡大しようとする力を維持しようとするならば、巨大哺育器にとって無駄邪魔なものを切り捨てようとする力が働く。それは人々の集合的意識にも作用する。あの内科部長のようにごく普通の社会人のようにみえても内面では重度精神障害者は邪魔ものだと思っている人はいる。世間の人々にも口には出さなくてもそのように思っている人は一定程度いるであろう。巨大哺育器の中の無駄邪魔なものを排除しようとする圧力が強まってきていることがやまゆり園事件を引き起こしたともいえる。ナチスの時代は他国への侵略と収奪により自国の富を獲得し巨大哺育器を維持しようとした。現代はそれはできない。巨大哺育器を維持しようとする圧力は内へと向かい、老人、女性、子ども、障害者への収奪と抑圧へと向かう。高齢者が増え、認知症患者が増えるこれからの日本ではそのような弱者排除の圧力は高まっていくであろう。そのときケアすることの意味に気づいてゆくことは最も重要なことである。

モーラルの意味

このような巨大な哺育器が拡大していこうとし、中身が高齢化し人口減少してゆくとき、重度精神障害者排除の圧力は高まっていく。そのときその動向以外のどのような生き方があるのだろう。そのヒントとしてクラインマンは *What Really Matters : Living a Moral Life Amidst Uncertainty and Danger*（日本語訳『八つの人生の物語』（クラインマン 2011））という書物を著している。その本を著したときクラインマンはジョーンのケアの真っ最中であった。その本の末尾に『ケアすることの意味』と『八つの人生の物語』を監訳した皆藤章たちとクラインマンの対談が収録されているが、そこにやはりモーラルを道徳的・人間的と訳することの問題が話し合われ、その意味についてさらに踏み込んだ議論がなされている。クラインマン自身の言葉によるとモーラルであるとは、その人にとって真に大切なものは何か、その大切なものに誠実であれということである。不確実で危険に満ちた世界を生きるとき、世界を見通し真に正しい道を見出すことは不可能である。できることはその人の人生をかけて見出した真に大切なものに誠実に生きるということだけである。それがモーラルであるということである。それではモーラルであることは個々人によって異なるものなのだろうか。その質問に対しクラインマンは「もし他者を理解したいのであれば、個人と、社会の二側面との関係を理解しなければなりません。社会の二側面とは、まず非常に体験的な社会、つまり家族や職場といったものです。そして、いまひとつの側面は人々が生きている時代といったより大きな社会です」と答えるに留めている。モーラルであるとは個々人によって異なる、そのことへの89の答えとして人々が生きている時代と個人との関係からモーラルであることとの大きな方向性が生まれてくることを示唆している。それでは巨大哺育器の維持と人口減少による中身の衰退の狭間で、重度精神障害者が邪魔ものとして捉えられてきた今の時代におけるモーラルなケアとは、どのようなものとなるのであろうか。

ケアすることの意味

クラインマンは「ケアすることとは、絶対ではないにしても、些細なそしてあらゆる体験においてわれわれは真になにものであるのかを際立たせるひとつの実践であり、われわれの人間性を確固たるものにするのである」と言い、それに続けて「そして、わたしがそうであると信じるように、仮にこの（われわれはまったき人間として生まれてくるのではなく、それぞれが自分自身や他者との関係のなかで培われ、そうなるのであるという）中国の思想が正しいのであれば、われわれが人間性を築き上げることで世界をより人間らしくしようとするとき、少なくともわれわれ自身の倫理観の啓培（cultivation）は他者のそれを育むことになる。そして、そうした関係を通して、われわれの世界体験の意味は美しさ、そして善きことを深める可能性がそこに包含されるのである」と言っている。

クラインマンの一〇年におよぶ長いケアすることの旅（クラインマンは論文の中でOdysseyと言っている）が彼を啓培し、ケアが人を人たらしめることを実感したのであろう。その経験を経た彼の言葉はケアする人々にとっても、ケアを受け長い障害の時期を経て亡くなっていく人々にとっても滋味深いものである。経済合理性と欲望の充足だけでは人間は滅んでしまう。今では使い古されてしまった「愛」という言葉がケアすることでその真の意味を回復する。そこへ至る手立てとしてケアすることはある。

最愛のジョーンをケアすることがクラインマンにとって最も大切なことなのであろう。そのために研究のためのフィールド活動もやめ、著書も極端に減った。そのように社会において大学教授としての業績を挙げるということよりもジョーンのケアを選んだ。日本においても家族介護のために職を辞し、介護にあたる人々がいる。そのような人々にとって最も大切なことは家族の介護なのであろう。その選択にいたる背後に何があるのかを知るためにクラインマンが現代をどのように捉えているのかを述べた「二一世紀における感性と主観性の変容――人類は生き残れるか」へと進みたい。

二一世紀における感性と主観性の変容

クラインマンは「人間というのは定義できない漠然とした不確実なものであり、それこそが人間を人間たらしめている……人間を統合された自己ではなく分裂した自己として捉える……人間というのは完全なものではなくさまざまに断片化されてお互いにちぐはぐな状態にある」としている。人間は言葉による定義を溢れ出る捉えがたいものだとしている。ここで人間といっているものは時代とともに変容する精神と言い換えてもよいであろう。その精神を構成するものとして次の三つのものを挙げている。

①ローカルな文化的表象。たとえば、宇宙論であるとか神話であるとか、あるいはさまざまな書物、建築物や記念碑など、人々の営みの歴史を記憶に留めるための装置からもたらされる記憶、それによってわれわれの人生は意味づけられる。
②社会的体験。人間関係におけるさまざまなやり取りからもたらされる。われわれの身体や理解力は、社会の価値観を体現しながら成長していく。
③主観性。そのように成長していくなかで、特定の感性・主観性というものが生まれる。それがわれわれの内面性である。

これらの三側面すべてが、社会経済学ないしは政治経済学、政治さらにはグローバルな文化のなかで変容を遂げていく。

クラインマンによると、このことは人間をmoral experience（その人にとって真に大切なものに誠実に生きること）を生きる存在へと創り直しているという。はたしてそうなのか。クラインマンは一〇年におよぶジョーンのケアを経てこの結論に至った。ケアすることは巨大哺育器の中で地位や財産を求めて経済合理的に立ち回ることとはまったく次元を異にすることである。巨大哺育器を超えた大自然の理にかなった行為である。Moral experienceを生きるには大自然の理法にそって他者の生命を感じ取り行為することが求められるのではないだろうか。『八つの人生の物語』に出てくる登場人物は不確かで危険に満ちた現代においてモーラルであることを貫き通した人々である。そこには他者の生命を強く感じ取りその感じに忠実に生きた証がある。モーラルに生きるには巨大哺育器を超えた感性が要請される。八つの人生の物語の中でクラインマンの言うように現代社会のなかで精神の三側面が社会経済学、政治経済学、政治、グローバルな文化の中で変容をとげmoral experienceを生きる存在へと創り直していくのであろうか。ただ、現代文明の中で生きていくだけでモーラルに生きていくようになるのだろうか。そこにはモーラルであることへの強い思いが要請される。それには家族のケアなどの巨大哺育器を越え出るものを必要とする行為で啓培される生命への感性がまず必要なのではないだろうか。それがなければ、ただ、現代文明のなかを生きていてもモーラルであることへは行きつかないであろう。八つの人生の物語の人々には他者の生命への感性があり、クラインマンにもそれがある。そうであるがゆえにケアが最も尊いものであるとの境地に達したのであろう。それでは他者の生命への気づきはどこから湧きおこるのだろう。

人間の生命はほとんど人工物で支えられている。それでも生命そのものは大自然と繋がっている。それはライフラインが切断されると直ちに生命の危機に陥ることからも明らかである。ライフラインの向こうには大自然があり、そこと繋がっているからわれわれは生きている。その大自然を巨大な哺育器が吸い込み人工物を創りゴミとして排出する。水や食料もストップすると直ちに生命が危うくなる。それと同じように、われわれの生命の根源となる大自然を感受し繋がらなければ、本当のことを思考することも真正に生きることもできないのではないか。巨大な哺育器の中だけの感性や思考では経済合理性に行きつくだけである。他者の生命を感受し、そのともにある生命を最も大切なものとしていかなければ、モーラルであることは個々人でバラバラになってしまう。巨大哺育器を維持拡大していく基底にある経済合理性の枠内で思考すると、モーラルであること、すなわち、自身の最も大切なものに誠実に生きることは極端に考えると、最も快をもたらすものを求め、お金を儲け、その快を受けることで最大の満足を得ることになってしまう。マルキ・ド・サドの『閨房哲学』（サド 1992）にある最高の快楽を求めることが最高の生き方であるという結論になってしまう。もちろんそれは巨大哺育器の中で優位な地位を占め経済的に余裕のある人々の考えである。どこかにそうではないという声が聞こえてくる。それは大自然と細々と繋がっている自身の生命からの声である。われわれの奥底には何十万年もの時を経て引き継がれてきた地球の生態系と強く結びついた野生体ともいうべきものがある。それは現代の巨大哺育器の中での生活でも生き続け、他者の生命の感受となって現れている。それがあるからこそモーラルであることには大きな一つの方向性ができ、それがケアすることが最も大切なものであるというクラインマンの言葉になっている。

野生体のようなものが本当にあるのかが問題として残る。『僕は原始人になった』（グレアム、ヤング 2016）を著したアメリカ人のマット・グレアムは腰巻ひとつで何カ月も荒野を走り続け、野生の獣をつかまえ野草を食べて生き続ける。野生人として生きることが可能であり、大自然の中で暮らすことが無上のよろこびであると言っている。現代人にもこれほどの野生が残っていることに驚く。また、『サバイバル登山家』（服部 2006）を著した服部文祥は登山をするときナイフなど最小限のものだけを身につけ食べ物などは、動物を狩り、野草を食べてサバイバル生活を送り過ごす。大自然と一体化したいがためである。下山してから後もしばらくその高揚感が残る。もちろん現代人がこのような生活を送ることはもはや不可能であろう。それでもそれを望んだならば大自然の中で生きていく能力は現代人にも残っていることが証明される。その力は深く秘められているが、ケアすること、性愛、育児などでその一端が垣間見られる。

ケアすることとは他者の生命への感受性を目覚めさせ、大きな生命そのものを汲みだしてくる。それがおそらくケアすることの意味であろう。

† 文献

B・G・バートン＝ブラッドレー［荻野恒一＝訳］（1979）『石器時代の危機』星和書店
ミシェル・フーコー［田村俶＝訳］（1975）『狂気の歴史――古典主義時代における』新潮社
マット・グレアム、ジョシュ・ヤング［宇丹貴代実＝訳］（2016）『ぼくは原始人になった』河出書房新社
服部文祥（2006）『サバイバル登山家』みすず書房
アーサー・クラインマン［皆藤 章＝訳］（2011）『八つの人生の物語――不確かで危険に満ちた時代を道徳的に生きるということ』誠信書房
アーサー・クラインマン［皆藤 章・江口重幸＝訳］（2015）『ケアをすることの意味――病む人とともに在ることの心理学と医療人類学』誠信書房
マルキ・ド・サド［澁澤龍彦＝訳］（1992）『閨房哲学』河出書房新社

第2部

サリヴァン精神医学論

鵺《ぬえ》的症候のサリヴァン精神医学的考察

はじめに

今、精神疾患とは何かを問い直したい。クレペリンが精神疾患を、進行麻痺をモデルとし、原因、症状、経過、転帰、病理解剖をもとに疾患単位を確立しようとした。ここで原因と病理解剖は進行麻痺以外ではっきりしたものは未だに確立されていないが、早発性痴呆とパラノイアと躁鬱病の分類をし、このことが近代精神医学の始まりとされている。これら三疾患に限らず精神疾患はその病因はいまだ解明されてはいない。内科などの他科では病因を含めた病態生理からの疾患分類がなされている。そのため診断が確定するならば必然的に治療は一義的に決定される。病因が明らかでない精神疾患では患者の語る言葉や表情や行動ならびに過去に経験した類似の疾患例から疾患を類推する。そしてドーパミン仮説やセロトニン仮説にのっとり薬を処方する。それで症状が改善するならばその経験を新たな糧として次の類似の症状に対応していく。このことの積み重ねが今の精神科医療の土台となっている。しかしこの診断治療体系は他の臨床医学とはまったく異なるものである。それを他科と同じスタイルで診断治療しようとするところから精神科特有の問題が発生する。現代の二大診断マニュアルはＤＳＭ-５とＩＣＤ-10であるがどちらも精神症状を列挙しそれをチェックすることで診断するようになっている。疾患分類自体の根拠が曖昧であり、診断が症状項目のチェックで果たして精神疾患の診断ができるのであろうか。ＤＳＭ-５やＩＣＤ-10に大きな批判の声が上がらなかったのは精神科特有の寛容さによるものだろうか。

病因も病態生理も不明な疾患単位とはいったい何なのであろう。統合失調症を例にとり考察してみる。クレペリンが早発性痴呆を括り出し、ブロイラーがそれに統合失調症の名を与え一次症状としての連合弛緩と二次症状に分けた。シュナイダーは一級症状として考想化声、対話性幻聴、非難する幻聴、身体的させられ体験、考想伝播、妄想知覚、感情・意欲の領域でのさせられ体験をあげ、統合失調症の診断上重要であるとした。このようにして統合失調症の形が規定されていった。このように統合失調症という病名、それを示す症状、それらの症状を担う患者、それらの症状を診て統合失調症と診断する医師、患者を囲む家族、地域社会などが複合し統合失調症が実体として存在してくる。統合失調症があると感じさせる最も重いものは統合失調症の病名のもとに生き死んでいった人々の病者としての人生である。統合失調症の名のもとに生きた人々の人生が積み重ねられていくにつれ、その名はさらに重いものとなる。

トウゴウシッチョウショウという音の連なりは単なる音の連なりであるだけではない。その音の連なりがその音を発した者の感情や気分や記憶を呼び起こし、さらにその音を聞いた者に特有の感情や気分や記憶を呼び起こす。そしてそれらのすべての連鎖が集積し統合失調症という言葉の実質となる。

私が初めて精神分裂病（私の学生時代はまだ精神分裂病という病名であったのでそれをそのままここでは用いる）という言葉を聞いたのは医大五年目の臨床講義であった。そこで精神分裂病と黒板に書かれた文字を見、それがどのような疾患なのか診断根拠となる症状を列挙され、発症率などを聞き、典型的な症例を呈示してもらい分裂病というものの全体像がなんとなく心の中に描かれた。そこで伝えられたものはこの時の言葉だけからのものではない、その講師がそれまでの精神科医として精神分裂病を診てきた経験とその病名を与えられた人々の生とさらにはその講師が精神分裂病という名に伴って受け取ったさらに過去の精神科医、分裂病者、それを取り巻く人々の生が折り重なっている。そして、その連鎖はクレペリンの早発性痴呆に至り、さらにヘッカーの破瓜病、カールバウムの緊張病へと分解し消えていく。その先は混沌たる闇である。これらすべてが私が初めて聞いた精神分裂病という言葉の実質としてある。

卒業後、私の臨床が始まった。初めは教授の診察に臨席しカルテをとり、そこで教授が分裂病と診断した患者、初診で分裂病と診断する患者をみて分裂病というものを吸収していった。自分で初めて分裂病の診断を下したのは、研修医として初診で神経症との診断で入院した患者を受け持った時である。何とも言えない「違う感じ」をその患者から受けていたのだが、話を聞いていくうちに、

「鼻の形が気になり形成外科で手術をし、また手術をしたい。自分の鼻の形がどうしても変だと思う」という話に行きあたり、これは神経症という範囲を超えていると考え、文献にあたったところ、分裂病の初期に醜形恐怖がでることがあることを知り、さらにそれまでの生活様式を聞き取り分裂病の診断をした。幻聴などの異常体験があったのかもしれないが、当時はそれを聞きとる力はなかった。このときの体験から診断基準にあるようなはっきりした症状はないがプレコックス・ゲフュールのような感じから診断することを学んだ。同時に、人に精神分裂病という名を与えることで精神科医になったという実感と病名を与えることの重さを感じた。そして、その後、分裂病という名を与え、共に生き年輪を重ねてきた。しかし未だにその病名で良かったのかという確信が持てない。それは結局、統合失調症の根拠に病因と病態生理が欠如していることによる。統合失調症の病名の堅固さは学問的厳密性によるものではなくその病名を生きた多くの人々の生にある。

また、ヒステリーはDSM-Ⅲと共にその名は消え身体表現性障害や解離性障害といった病名へと分岐していった。しかしこれら分岐していった病名の根っこにヒステリー的と言いうる実体があるのではないだろうか。強いストレスから手のしびれが現れた者は、その後、健忘などの解離症状へと移行することが稀ならずあることは日常診療でよく経験するところである。そこにヒステリー的といわれるものが共通してあるのではないだろうか。ヒステリーの名は消滅したがその実体は名を与えられることなく在り続けている。

精神疾患においては疾患病名とその実体はしっかり結びついたものではない。そして診断項目によって疾患実体は捉えうるものではない。臨床経験と患者の語りを積み重ね、疾患実体をこつこつと彫刻家のノミのように削り出していく。そのようにして獲得した疾患実体感覚が実際の精神科診断の土台となる。

また、われわれが精神科医として生活し、精神保健福祉行政が機能しており、精神疾患についての様々な研究がなされていることは間接的に精神疾患実体が在ることを示している。このような精神疾患実体を切り分けるとき、疾患分類をするものにより色々な名称が割り当てられる。それが現在のDSM-5でありICD-10である。留学生の話によると米国の現実の臨床においてはクレペリン流の分類もそのまま使われていることも多いようである。日本においても現実は似たようなものであろう。

ところで病因と病態が不明であるとき症状から分類するのであるが、発熱が風邪でも膀胱炎でもみられるように、同じ症状が全く異なる疾患を原因としていることは稀ではない。精神疾患においても症状のみからの分類は本来できない。他科のように病因と病態が究明されているならば疾患分類に応じた診断基準、検査法、治療などが定まってくるが、精神疾患の場合はまったくそのようなことは言えない。それを精神医学も一般医学のような体裁を繕い、疾患分類し、診断基準を定め治療法を決めるのだが、そこに現実との乖離が現れ出てくる。精神疾患実体を疾病分類は捉えきれていないのだが、そのことを等閑視し、強引に一般科のごとく装う。

それでは精神医学ではどのようにして精神疾患実体を捉えたら良いのだろう。このことを従来の診断マニュアルでは捉えきれない二症例を呈示し考察してみたい。

疾病分類で捉えきれないならば疾病分類に拠らない対応ということになる。そのような方法で精神疾患にアプローチした精神科医はいるのであろうか。このように考えあぐねていた時、ある人物の名が思い浮かんだ。精神科医になりたてのころ夢中で読んだサリヴァンである。以下に記述する二症例はサリヴァンを思い出す以前に症例としてまとめたものであり最初からサリヴァン的見方に沿ってまとめたものではない。本人の語りを中心にまとめたものがサリヴァン的にみるとどのように現れてくるのか試みてみたい。

症例T・M

初診時一五歳、高校一年、女子。

X年一一月下旬晩秋に「ストレスによる胃痛、下痢」との訴えで当院を受診した。「一口食べたら止まらず多量に食べてしまった。スパゲッティ二皿、ラーメン二杯、パン二つ。下剤も多量に服用して吐いた。中学のときは痩せたくて吐いた。高校に入学した頃、一番悪いグループにいた。タバコや酒をやっていた。今はグループを抜け一人になった」。その後、保健室登校を続けた。父親について「父とは仲が悪い。私を怒る。父はこまいことにうるさく、つい反抗してしまう」と語った。

一二月中旬に担任が来院した。「初めは元気の良い子たちとくっついていたが喧嘩別れし、その後短い周期で相手が変わる。だんだん孤立化してきた。先日、校外で上級生に暴行を受けた」と報告した。同日、本人が受診し「上級生と喧嘩した。警察へ行った。傷害で訴える。デパートのゲームセンターで。相手は在校生に頼まれたと言っていた」と話した。その後しばらく受診は途絶えていた。

X＋二年の初夏に受診した。「高校はやめた。今は通信制高校の三年生。やはり過食が止まらず市販の下剤、利尿剤六〇個くらいを交互に飲み、吐いている。ここ一週間、両親が離婚するしないと争っている。私は働いているスーパーの課長と三カ月半同棲している。相手は一九歳年上」。

一週間後、「父親が浮気をずっとしている。隠し子がいる。弁護士に相談しているようだ。母親は過呼吸を起こしている。父は私にとって父親なのか彼なのかわからない」と父親への自分の感情の問題を話した。不眠が続いていた。二週間後、「眠剤を飲んでぐっすり寝られたが父親と喧嘩してから寝られなくなった。悪夢で目覚める。父に殴られたり犯されたりする夢。リストカットをするとスッとする。父は腕を切りたいやつは切ればいいという。彼氏とは別れた」と父親との感情的もつれが不眠やリストカットに影響していることが示唆された。母親が同席していたが娘の夢に父親が出てくることを気にしていた。もともと容姿端麗であったがファッションもかなり派手になっていた。

一週間後、手の甲を深く切り市立病院精神科へ入院した。二日間で退院し当院受診した。「手の甲を切って三時間出血した。血の匂いで母が吐いた。父のことを嫌いになれなくて。先週母がボーっとしたり、泣いているのを見て自分のせいだと思ってそれでやったのかもしれない。何かが怖い」。翌日受診し「父が失踪した」と告げた。一週間後、「母親を殴ったりする。どこにいていいかわからない」と言い、翌日「家にいると死にたくなる。どこかの病院へ入院したい」と言った。S市郊外のG病院思春期病棟を紹介した。一カ月ほどで落ち着き退院した。付き合っている男性との関係が清算された。家庭も本人の入院をきっかけにして両親が和解し家族で食事をとるようになったが、その後も過食嘔吐は続いた。

九月に母親だけが来院した。「昨日、本人が父親と将来のことを話し合っていたら急に具合が悪くなった。父親は娘の将来のレールを決め、ああしろこうしろという。一方的だ。父親は老人ホームで働いている。親同士のコミュニケーションがない」。一〇月に本人が来院した。「食べ吐きはしていないが自棄《やけ》酒を飲む。ワンカップ三本、チューハイ七本。そしてゲロゲロ。父はトヨタの課長」と言った。過食から過飲になり、父親の仕事について嘘を言ったことが気になった。翌週、受診。「過食し下剤を五〇個飲んだ。お腹痛くて。父は私の目の前で元彼に電話をし怒鳴ったり、弁護士に相談したりする。腕を切った傷跡の治りが悪く医大の形成外科を受診する。私が具合悪くなると父の素行は収まる。父は感情のコントロールができない」。

一一月になり生活が荒れていった。「キャバクラで働いている。今、妻子持ちと不倫している。相手は三一歳。もう一人パトロンとして付き合っているのがいる。キモイがお金がある。過食嘔吐は続いている。話相手がいない。不倫して周りの人に苦しんでほしい」。翌週、「薬大量にためていたのを飲んだ。父と喧嘩して、死んでしまえと言われ薬を一気に飲んだ。過食が止まらない。不倫の話をしたら父が怒った」。翌日、母親から電話があった。「手首を切った。皮膚科が休診で治療できない」。一二月中旬、「入院したい。過食がおさまらない」。再びG病院を紹介した。入院するかどうか迷っていた。

一二月二九日に受診した。「中学校の嫌な思い出ばかり出てくる。過食ばかりしていた。中学生まで父親と風呂に一緒に入っていた。中学三年まで両親と一緒に寝ていた。今は両親の仲は良くない。母は父親の浮気に気づいている」。その日を境に受診は途絶えた。

翌年の二月、市立病院精神科へ通院するようになった。精神科医の会合で主治医と会いその後のことを知らされた。彼が診てきた中で最悪の患者だったとぼやいていた。市立病院退院後は全く受診せずどうなったかはわからないと言っていた。その後ホームセンターのレジで彼女が働いているところに出くわした。その後のことを聞くと、「母親とともに家を出て父親とは縁を切った。それ以来状態は良くなった。バリバリ働く」と言っていた。しかしそこはすぐに辞め別の電器販売店に勤めたがそこもすぐ辞めたようである。その後のことは不明である。

症例T・Mについての考察

本症例においてリストカット、過食、性的逸脱行為、親友、友人がいないという特徴が見出される。DSM-5診断では境界性パーソナリティ障害が一番近縁ではないかと思われる。ただ、母親はごく普通のやさしい、本人を心配でたまらないといった感じであり常識もわきまえており決してグッドマザー・バッドマザーといった境界性パーソナリティ障害生成的な母親ではない。理想化とこきおろしとの両極端を揺れ動く不安定で激しい対人関係様式も、話のなかでも診療中の態度からも見出されなかった。また、顕著な気分反応性による感情不安定性も見られなかった。そして特に父親から離れ母親と二人で暮らすようになってからは急速に症状が軽減したことからはパーソナリティ障害とは言えないのではないかと思われる。激しい自傷行為などをする若い女性患者に境界性パーソナリティ障害の病名をつけたくなるが詳細にみていくとそうではないことがほとんどである。私自身は三〇年あまりこの病名をつけたことはない。境界性パーソナリティ障害が疾患実態としてあるのかということも問題となってくる。パーソナリティ障害というためには人格とは何かが定義されねばならず、統合失調症と神経症の境界として当初境界例と命名されたが、そのような境界とは何であるのかが示されねば明確なことは何も言えてはいないであろう。

神経性大食症の症状は確かにあてはまる。中学時代にダイエットし、それをきっかけにして食べ吐きがつづいていた。体型を気にしていた。彼女の過食は、一見、食欲過剰のように見えるが食べている本人の話では食べることでイライラ感が減じるとのことである。食べた後の満足感とそれがすぐ消えてしまうことによる食べ続けが彼女の過食の姿であろう。そして嘔吐することで太らないという安心感と何とはいえない達成感を味わう。境界性パーソナリティ障害での自傷行為としての無茶食いとは異なる。ただ深刻なリストカット、アームカットや性的逸脱行為を伴う点については説明できない。それとも神経性大食症と別の疾患が重なっているのだろうか。

リストカットは痛みだけではなく、むしろ、やったあとにスッキリすると伝えることが多いように、そのスッキリ感を求める嗜癖と捉える見方もある。もうひとつは自傷することで他者から強い関心を持ってもらいたいという面がある。特に本症例ではリストカットにより父親の関心を引き、自分のほうへ引き寄せたい、浮気をやめさせたいという願望がうかがえる。

性的逸脱行為は症例T・Mでは浮気している父親に対するあてつけ、父親に嫉妬させる、父親の代わりとしてかなり年上の男性を求める、不倫により本人の家庭のように相手の家庭が破壊されることを望むといった意味合いが強い。性欲が過剰であるからという見方はあたらない。過食にせよ性的逸脱行為にせよ欲動の過剰によるものではなく心の空洞を埋められないことによるものである。

それではこの症例をどのように考えるとよいのだろうか。私は彼女が最後の診察日に「中学まで父と一緒に風呂に入っていた、寝るときも両親と一緒だった」と話したときに彼女の病態の全体像が浮かび上がってきた。サリヴァンの対人関係論を手懸りとしつつ考察してみる。

本症例では本人の心に大きな波風を立てたのは両親の離婚問題である。そして彼女にとって恋人とも父親ともつかない父の浮気と隠し子の存在である。彼女が一人っ子として独占してきた父親の愛情が愛人へと向かい、さらに父親が子どもまでつくっていることは彼女の自己価値感を深く傷つけ、彼女にとっての最重要人物を失う不安が彼女を支配するようになり性的逸脱行為も激しくなり、キャバクラへ勤めたり、パトロンをつくったりするようになった。リストカットもエスカレートし皮膚の縫合が特異体質のため大学病院でもうまくいかずケロイドになると言われ父親もパニックになっていった。リストカットやアームカットも父親を浮気相手から引き離したいというものであり、父親の目の前で薬を大量に飲み昏睡状態になったのも同様である。父親との関係を軸に症状は展開していった。母親と家を出、父親への思いを断念したときから症状は軽減していった。父親との恋人とも親子ともいえる強い関係が切り離されるときの大きな心の揺らぎが本症例の真の姿であろう。

生の困難という観点からは両親の離婚の危機がそれにあたるであろう。彼女の行動はすべてその危機を回避するためのものと解釈しうる。同時に父親という重要人物に対するパラタクシス的*注対応であるともみることができる。どちらにしてもサリヴァン的解釈が高い妥当性をもつと言える。

次にさらに鵺《ぬえ》的症候を色濃くもつ症例を呈示したい。

症例K・W

初診時一七歳女性。肉の卸売業で働いていた。X年一〇月三一日受診。「四日前に交通事故にあった。父親の運転する車の助手席に乗っていたところ、突然車が飛び出してきた。私はダッシュボードにぶつかった。その後から落ち込み。手首を切った。生みの母と暮らしていたが一年前から父と暮らしている。母親の違う妹三人とはうまくやれている。寝られない。怖い夢を見る。昼間は肉屋で働き夜はスナックで働いている」。眠剤、抗うつ剤などを処方し徐々に回復し三カ月ほどで全快した。父親はパニック障害で当院に通院しており、パニック発作から生活保護を受けるようになっていた。

X＋三年八月一一日、本人と夫とで受診した。「一カ月前から過呼吸がある。去年一〇月に結婚した。不眠治療している。四時間くらいしか寝られない」。一週後に受診。「夫は夜仕事に行く。そのとき行かないでとしがみついてしまう。対人恐怖がある。一人で寝るのが怖い。ばあちゃんがわかってくれない。二週後、夫と来院した。「あまり良くない。ここ二、三日、わがままの抑えがきかない。何回か目覚めるし、息苦しさもあった」。その後受診は途絶えていた。

X＋四年三月一日、本人が夫に連れられて受診した。「一週間前から全身に虫の這っている感じがある。頭が痛くなったりしたとき、過呼吸になる。死にたくなり、頸を吊ろうとしたり、手首を切ったりした。私は虫がいるとしか思えない。掻きむしったりする。四日間寝られなかった後、三〇分寝たら目の前に蜘蛛の巣があった。体のこの感じは虫のせいだと思う。昔から虫が嫌いだった。身の置きどころがないといった状態であり、とりあえずジアゼパム、ピペリデン、スルピリドなどの注射をし、軽い抗うつ剤、安定剤、眠剤を処方し帰した。三月八日、夫と受診した。「前回受診してから四日目くらいから天井に顔がいっぱいあって死ね死ねと聞こえる。同じ夢を毎晩みる。外人の夫婦のところにいてその人たちを殺そうとする。その家から出られなくて、一生ここから出られないよと言われる」。ブロナンセリンを追加した。一週間後には気分の不安定性はあるが幻覚幻聴はなくなった。一週間後受診。「過食があった。幻聴はない。衝動買いをしてしまう。父に『おまえは人間失格だ』と言われた」。四月一日に受診した。「寝られた。過去を思い出して悲しくなる。愛が欲しい、母のような。手を切ってしまう。旦那が原因でないかと思う。仕事ばかりで相手をしてくれない。一人で外へ出られない。対人恐怖がある。昼に薬が切れるとモゾモゾする。父に人間失格と言われ、縁を切ると言われた。幼稚園のとき祖母の彼氏に性的暴行を受けた。そのときはそういうことだとはわからなかった。中学一年のとき祖母の再婚相手にも性的暴行を受けた。一七歳のころそれまで一緒に暮らしたことがない父親と暮らすようになった。父親にも性的暴行を受けた。一六歳まで祖母のところにいたりした。小学四年のときから学校へ行ってなくて。中学二年から一年半施設に入れられて。その後友人と施設を逃げ出し、京都に二年くらいいた。そのとき体売ったりして。徳島出身の親切な人がいて帰りたいと言ったら帰りかたを教えてくれた。小学四年からうつ。ママが死んだときから、私が一〇歳のときから」。

その後ブロナンセリンの効果からか体感幻覚、幻聴は治まっていった。同年四月二二日に受診。このころから希死念慮が強まった。「気分は不安定。死にたい、消え去りたい。母と一緒だったときしか幸せだと思えない。旦那は夜勤で、夜、家にいなくて一人で泣いた」。四日後、受診。「死にたいのは同じ。聞こえるのや蟻走感は大丈夫。今は旦那が母みたいな感じ」。

本人の経歴は錯綜しているため時系列にそって整理してみたい。本人が幼いころ両親は離婚し本人は母親のもとで暮らしていた。母親はまもなく再婚し父親の違う弟が生まれた。本人が小学四年一〇歳のとき母親は亡くなった。そのときから学校へ行けなくなった。そのときから本人は祖母のもとで育てられた。祖母は再婚し、本人が中学二年から高校一年の半ばまで施設に預けられた。施設を逃げ出し二年間京都で自活生活を送った後、帰郷し一七歳のとき実父と同居したが一年ほどで家を出、一八歳で彼氏と結婚した。父親と同居しているときに交通事故に遭い、当院を一時受診していた。二一歳のとき全身を虫が這っている体感幻覚があり当院を受診した。

症例K・Wについての考察

初診時は交通事故からの急性ストレス反応が考えられる。過覚醒からの不眠、悪夢、抑うつ感があった。父親が保険金目当てで娘を利用したようにも思ったが実際のことは不明である。その三年後に受診したときにはパニック障害が症状から推察された。強い寂しさがあり夜一人になれず、また、対人恐怖症状があった。その翌年に夫と受診したときには全身を虫が這う感覚があり居たたまれない状態であった。過呼吸もあり、強い希死念慮からリストカットもみられた。天井の顔の幻視、死ね死ねという幻聴もあった。体感幻覚、幻視、幻聴から統合失調症がまず考えられる。ペロスピロンが有効であったこともこのことを裏付ける。しかし幻覚が消失した後も一人でいられないという強い寂しさがあった。境界性パーソナリティ障害、統合失調症、発達障害などの病名が頭に浮かぶがどれも的を射たものとは思えない。彼女を症状から病名をつけていくことは容易である。しかしその病名が疾患実体にあたっているかということに関しては心もとない。

幼少時から両親が不在で祖母のもとで育てられたが性的虐待を受け、京都へ逃避行をしたが逆に刺青をされキャバクラなどで働かされ、ようやくのこと逃げ戻った。そして、父親と同居したのだが父親からさえ性的虐待を受け逃げ出した。幼少期の重要人物であった母親を亡くし、安全保障感を養成する自己組織化がうまくいかず、そのうえ性的虐待を何度も受けたことが彼女の病態を形成したと考えられる。夫を、亡くなった母親と同一視し、甘えすぎることから夫婦関係も困難となっていった。心のよりどころがなく出会い系などで知り合った男性のもとへ行っては騙され戻ることを繰り返した。精神が社会体の中で生きていくように発達できず、あたかも精神が溶融しているかのごとくである。それに病名をつけることができるのだろうか。

最近、それまで統合失調症であるとか境界性パーソナリティ障害と診断されていたものが発達障害と診断される傾向となってきた。論文としてはこういった内容のものはまだ出されていないが、地方会の発表などで散見されるようになってきた。二〇〇九年一一月、第五〇回中国・四国精神神経学会での発表で次のような演題があるので、抄録の一部を紹介する。

発達障害と診断し対応することで行動化が治まった「境界性パーソナリティ障害」の一例

境界性パーソナリティ障害と診断され、対人関係の不安定さ、情緒不安定、自傷行為により治療に難渋するケースは珍しくはない。一方、発達障害の概念は一般社会でも浸透しつつあるが、特に精神科医療現場においては、青年成人期に適応障害や感情障害などと診断された背景に発達障害の特性が問題になっていることが注目されている。

幻聴や解離など多彩な精神症状を呈し発達障害が疑われた一例

広汎性発達障害には統合失調症、気分障害、不安障害、強迫性障害、摂食障害、そして時に激しい自傷行為などのさまざまな精神障害を合併（あるいは発展）することが知られている。最近は、思春期以降にそのような精神症状を呈し、はじめて医療機関を受診するという例が多く、今や広汎性発達障害の理解なしでは成人の精神科臨床は困難となってきている。

また二〇一〇年度精神保健指定医研修会において境界性パーソナリティ障害疑いの症例が提示され夫への暴力、引き続く自傷行為、転落による大怪我などの症候を呈したことが報告された。その症例に対しフロアからそれは発達障害ではないかとの疑義が出された。

これらのように従来、境界性パーソナリティ障害、統合失調症などと病名をつけられていた治療困難例が最近「成人期の広汎性発達障害」（以下、発達障害とする）と病名がつけられることが多くなってきた。児童の広汎性発達障害は、近年、精神発達遅滞、自閉症、学習障害、注意欠陥多動障害、アスペルガー症候群などを自閉症軸と知的障害軸を二本の座標としたものにスペクトラムとして展開したものである。そのため診断幅は極めて広いものとなっている。児童の広汎性発達障害は近年になり研究が進んだ領域でもあるため彼らが成人になったときどうなるのか、今までそのような人たちはどうしてきたのかはまだ不明である。そして他者との意思疎通があまり得意でない大人を「あれはアスペル君だ」と揶揄したり、まわりと協調できない変わり者を発達障害だとレッテル貼りすることが一般社会でも広まりつつある。われわれ精神科医も知らぬ間に発達障害と口にするようになってきた。児童期の広汎性発達障害が成人になった例は確かにあるだろうが、発達障害という言葉はその定義を超えて広い範囲にもちいられてきているのではないか。多彩な症状を呈する正体不明の治療困難例に名前を付け替えただけなのではないか。

サリヴァンは「一部の医者は〈これだ〉とばかり、もっともらしい臨床診断の体裁をつくろうとする。私にはそれはあまりよろしくないと思う。……もっと健康的なやり方があるではないか。それは以下の二つのやり方を適用してみることである。その第一は〈ひとつひとつの事例に対して顕著な《生の困難》という見方をする〉という方法である。……第二の方法を解説しよう。……精神科医は、過去の患者にとっての重要人物の性質をおおまかに秤量しようとし、その際〈先になって治療的接近の仕方を必ずや規定してくるであろうパラタクシス的なパターン〉を探り当てようとする」とその著書（Sullivan 1956）で述べている。患者の精神的問題を精神の発達論的見方から捉え、自己組織の不安に対する対処戦略を見極める。そして臨床診断の体裁を作らず、ひとつひとつの事例を《生の困難》と見、患者の重要人物との関係を知りパラタクシス的対人関係のパターンを探る。このような精神医学でなければ鵺的症候は捉えきれないのではないか。

多彩な症状を示す診断困難な難治例である鵺的症候はDSM-5的、クレペリン的対応では診断できず、治療も薬物への反応の悪さ、大量服薬などから精神薬理学的治療も行き詰まる。そのとき重要人物との対人関係を生育歴からたどりなおし、対人的な力動体制を理解し、生の困難に対しその力動体制をもってどのように対応していくのかという見方をするならば理解可能となることも多い。サリヴァンは理論の人ではなく臨床の人であることから、彼の講義は症例を思い浮かべながらの論の展開となる。論理体系も臨床経験とともに変化成熟していく。読むほうもかなりの臨床経験を積んでいなければ読み取ることのできる内容は限られてくる。そのため生半可な理解のままサリヴァンから去っていく読者も多い。しかし一度彼の深く鋭い洞察に気づくと彼の理論がいかに鋭く臨床的現実を射抜いているか思い知らされる。サリヴァンの論理展開の特性から彼の理論を要約することはそれ自身ひとつの曲解になるのはやむをえない、しかし、曲解を恐れずここで文化精神医学的視点から彼の理論を簡単にまとめてみたい。

サリヴァンは「人間は動物ではないが、動物として生まれる。この動物がホモ・サピエンスという種を構成するただの動物にならないで人間に転換するのは、大量の文化を同化し、文化の一部と化することによってである。ここで文化とは、この世界における人工的なものすべてである」としている。人工的なものすべてとは、それを生成し活用する人間と一体となり活動し続けている動的な過程の総体である。個々の人間は文化を生成し活用するための力動体制を内在化させている。そのように組み込まれている力動体制は安全保障感をめざして組織化されている。これをサリヴァン流に自己組織といっても良い。この組織化は重要人物との対人関係を軸に行われる。文化を同化するときの最大のものは言葉の獲得である。言葉はプロトタクシス的（前言語的）、パラタクシス的（自閉言語的)、シンタクス的(公共言語的)と発達していく。しかし人間の内面にはそれらは層状に堆積している。そして言語が伝達手段として成立するあわいの時期であるパラタクシス的時期の対人関係が精神症候を発現したとき最も大きな影響を与える。そしてその生の困難のとき安全保障をめざす対人関係を揺り動かす力動態勢が動員される。

サリヴァンは精神を脳の活動の単純な反映であるとは全く考えていない。精神を大まかには対人関係の場から二次的に生成するものとし、人間を文化の一部分であるとしている。文化を内面に同化していくとき文化的に編成された力動態勢が組織化され、それが自己組織と言われるものになっていく。サリヴァンは精神を発生学的に捉えていく。そのとき自動車が仕組みをみていくことで理解されるように脳の構造や機能を理解することで精神を理解することはできないであろう。自己組織とは極めて複雑な構成体であり神経細胞そのもののつながりや働きから理解されうるものではないからである。喩えとしてはかなり問題があるが、パソコンはハードウェアとソフトウェアからなる。ソフトウェアはパソコンをどんなに細かく分解しても現れてはこない。そしてパソコン画面の像はパソコンの部品をいくら調べてもそれに対応するものはでてこない。赤という言葉を脳の中にどんなに捜し求めても出てこないことと対比できる。たとえ視覚野の一部が活動し言語野の一部が同時に活動したとしても、それと赤という言葉を私が思い浮かべているということとはまったく異なる次元のことである。現代の生物学的精神医学は脳の働きを理解することと精神を理解することを同次元にみている。あたかもパソコンを分解しパソコン画面の像を理解しようとしているかのごとくである。対人関係の中で育まれた力動体制の総体は脳をどのように精密に調べていっても見出すことはできない。ソフトウェアがパソコンをどこまで分解していっても現れてこないこととよく似ている。鵺的症候にはこのような脳のソフトウェアとも云うべきものが関与している。それを誤りを怖れず自己組織というとき、その自己組織のありようがどのように生の困難と戦っているのかが鵺的症候であり、それをみることがサリヴァン的診断となる。境界性パーソナリティ障害、薬の大量服薬を繰り返すうつ病、多彩な症状をみせる成人の広汎性発達障害などは鵺的症候を母体として、その時々の文化のありよう、対人関係の中での自己組織のありようなどで個々の病名として現れてくるのではないか。そのときサリヴァンが強く求められることとなる。

＊注——パラタクシス的態勢（サリヴァン（1953）の『精神医学は対人関係論である』の註で中井久夫が簡潔にパラタクシス的態勢について要約したものをここに引用する）——幼児が成長し成熟過程が進むにつれて、体験のもともとの未分化な全体性は壊れる。しかし、その各《部分》、相異なる側面、体験の種類の相違などは、論理的に関連づけられず結合されもしない。それらは、場合によって《たまたまいっしょに起こったり》起こらなかったりする〔とみなされる〕。換言すれば、さまざまの体験がたがいに連れ立って起こると感じられはするが、何らかの秩序にしたがって結合しているという認識が欠けている。この体験は、そういう事態では、《自然》なことだと解されて、反省や比較検討は行われない。結合や関連をつけられないのであるから、《思考》が観念から観念へと順を

追って論理的に動いてゆくこともない。パラタクシス的態様は、一歩一歩段階を追って進む過程ではないのである。体験はその場限りの、関係のない、存在状態の束とされる。

†文献

Sullivan, H.S.（1953）The Interpersonal Theory of Psychiatry. W.W. Norton.（中井久夫ほか＝訳（1990）『精神医学は対人関係論である』みすず書房）

Sullivan, H.S.（1956）Clinical Studies in Psychiatry. W.W. Norton.（中井久夫・山口直彦・松川周二＝訳（1983）『精神医学の臨床研究』みすず書房）

社会体の歪みと心的外傷

対話的民族誌とサリヴァンの発生学的精神医学による把握

はじめに

誰もが社会体と共に生きている。その社会体の歪みに無防備のまま放り出されたとき精神は深く傷つき精神疾患を発症する。心的外傷はそれのみで起こることはなく社会体との関係のなかで発生するものである。それが性的虐待であるとき精神症候は特有の複雑さと重さをみせる。それはDSMで診断できるものではない。そのようなとき対話的民族誌のかたちで聞き取り、サリヴァンの発生学的精神医学（Sullivan 1953b）にのっとって症状把握するとき、生の困難への対処としての精神症候が姿を現してくる。

現代日本の政治は両親を失った未成年者にたいする庇護が極めて手薄である。親戚などの血縁を頼っても長く同居できないことも多い。また、親戚に引き取られたとしてもそこで性的虐待を受けるケースも多い。児童相談所に保護を求めても、そこでの性的虐待が発生している例が多く報告されている。行き場を失ったこのような未成年者はどのような人生行路をたどるのであろうか。そのような一つの例として次の症例を呈示する。

症例O・M

当院初診時二五歳女性。

X＋九年一〇月に当院受診した。介護施設で働いている色白のやや小太りの女性であった。S市内の精神科病院で統合失調症の診断を受けていた。「職場で、まわりでしゃべっている声が自分のことを言っている感じがする」と語った。被害的感覚と、統合失調症という母親の病歴から診断は統合失調症で良いように思った。ただ、黒い影の人の幻覚と死ね死ねという幻聴が重なりあうところが見慣れた統合失調症像とは異なる感じがした。彼女は昼は介護施設で働き、夜は里親の経営するピザ屋で働いていた。リスペリドンを徐々に追加しながら経過をみた。まわりから言われている感じは消褪していった。

五カ月後のX＋一〇年三月、突然状態悪化した。「気分の沈みがひどい。朝起きるのがつらい。涙もでる。仕事でもプレッシャーを感じる。この世の終わり的絶望感。姿の黒い影の人がいる」と言った。抗うつ剤が効果的な抑うつ状態とは異なり抗うつ剤はあまり効果的ではなかった。診断書を書き二週間の休みとした。三日程で症状改善した。その後は状態安定していたが人間関係から八月で介護施設を退職した。すぐにR総合病院手術室での仕事に就いた。再就職当初は調子が良いので薬はなくても大丈夫と言い、薬は内服しなかった。九月になり気分の沈む傾向がみられるようになり、抗うつ剤を再開した。一〇月三日に受診。「最近、精神状態がよくない。悲しくなったり泣いたりする。死にたくなる。人間不信だ。ピザ屋の店長は養母。口うるさい。もうピザ屋は辞める」と言っていた。内服を中断していたことによる症状再燃と考え、投薬を再開した。昼は手術室で働き、夜は養母の経営するピザ屋で働き、疲れ果てていた。

翌年X＋一一年二月頃から手術室のリーダーと衝突するようになり、その仕事を辛く感じるようになった。一時退職届を提出したところ、そのリーダーが中央材料部へ異動し本人の状態は回復した。同年七月にふたたび状態悪化した。「毎日死にたくて。リーダーは私が仕事できていないと言う。ミスばかりしてしまう。涙がでてくる。今月いっぱいで辞めたい」と言った。八月いっぱいで退職した。九月に来院したときそれまでの自身の過去を語った。

I市で生まれ育った。父親は暴力団の組長だった。私が一〇歳のときに離婚した。その後、母と函館で母子寮に入り生活保護を受け暮らしていた。X年I市の定時制高校へ入学し母と父方の伯父のところに世話になるようになった。高校二年の春に母は統合失調症で市内の精神科病院へ入院した。同じ年の五月にS市で覚せい剤所持で隠れていた父親がヤクザに刺されて死亡した。父親が亡くなってから五カ月間何に対しても意欲が湧かず、何も頑張れずにいて、心が苦しく自分ではどうすることもできなかった。飲食店でのアルバイトもできなくなった。X年一〇月になり伯父から「もう世話はできない」と言われ家を出され、市役所保護課を訪れた。市内メンタルクリニックを二回受診した。一一月には友人宅で同居生活を始めたが友人と合わず、一二月五日児童相談所へ行き里親を探してもらうことになり、一二月七日に里親のもとで暮らすことになった。その後九カ月間受診しなかったが翌年八月に同じメンタルクリニックを受診した。発汗と突然湧き出る強い死にたい気持ちがあった。里親はそれまで九人の子を預かり育て、私が行ったときは三人の里子を抱え、姉となる長女（養父母のもとへ入籍）は自衛隊勤務、妹となる次女（養父母のもとへ入籍）は小学五年生、長男（養父母のもとへ入籍）は生後数カ月だった。そこへ私が入るかたちだった。メンタルクリニックは一年ほどの通院で終わった。里親のやっているピザ屋の手伝いと日中のアルバイトをしながら学校へ通い卒業した。卒業後S市でアルバイトをしながら自活し専門学校を卒業し就職した。就職した年のX＋五年、うつ症状、強い死にたくなる気持ち、パニック発作がでてきてSメンタルクリニックに通院。翌年六月からTメンタルクリニックに通院。死にたい気分が強まり翌年七月から九月までK精神科病院に三カ月間入院した。入院中より「死ね」という声が聞こえるようになり統合失調症の診断を受けた。退院後すぐ復職し、同年一〇月で通院中断となった。翌年一一月にAメンタルクリニック受診。眠られず、食べられず、強い死にたくなる気分、落ち込みがあった。まもなく幻聴（お前なんかサッサと死んでしまえ等）や見られている不安恐怖感、責められている感じが出てきた。向精神薬などで軽快した。X＋一〇年三月に仕事を辞めアルバイトや求職活動をした。I市で介護職を見つけ同年八月にI市へ戻り、里親宅に一時入居した。

当院受診までの彼女の過去の詳細を聞き、当初統合失調症類似の症状が強かったが、その後抑うつ気分、希死念慮が強まり、気分障害かとも思われた。母親が統合失調症を発症入院し、父親が亡くなってからの孤独な生活を思い、背負っている苦悩の重さを感じるとともに、彼女の精神症状は疾患としてのものよりも苦悩の表現としての意味合いが濃いように思った。

その後、一〇〇円ショップで働くようになり状態回復したが、R病院からリーダーが辞めたら来てくれるかとの打診があり、翌年X＋一二年一月から再びR病院の手術室でリーダーとして働くこととなった。職場からの信頼が厚いという印象であった。その後しばらく落ち着いて働いていた。

彼女の語りから七カ月後のX＋一二年四月、受診時しばらく黙っていたがぽつぽつと話し出した。「三年間耐え続けたことがあって。仕事はどうでもよくて死にたくて。三年前から里親の父が……。結婚した義姉の下の子が入院し、中の子の世話を里親の家でしていた。中の子と私がソファで寝てる時、体を養父に触られて。三年前から性的虐待を受けていた。私がI市へもどるまで養父には浮気相手がいた。里親のM家では家族に成れなかった（本人の名字はOのままであった。義妹と義弟は名字をMに変え入籍していた）。児童相談所の人に養父の性的虐待のことを相談に行った。中学生のとき祖父母のところに預けられていた頃、母の兄に性的虐待を受けた。薬はここ二、三週飲んでいない」。彼女がさらに性的虐待を受けていた事実を知り暗澹とした気分になった。彼女の負っている極めて重い苦悩。そのように彼女を追い込んでいく世の中の不条理を突きつけられた。若年期から性的虐待を受けていると成人期に強い希死念慮と抑うつ感の出現することは多い。それは、性的虐待は、本人が被害者であるにも関わらず強い罪悪感と自己無価値感に苛まれることにも起因する。彼女のこれほどの重い苦悩は彼女の精神を軋らせ精神症状となって現れる。その日の夜、養父母は本人のもとへ訪れ養母は泣いて謝ったが養父は居直っていた。

食べられない、気分の沈みがひどい状態が続いた。自分が死んでしまえばいいという気持ちが湧いてきた。二カ月ほど経ったころの受診時「家に着いたとき涙がでてきた。養母は六五歳。自分の人生ってなんなんだろうとか、どうして生まれてきたのかと考える」と語った。彼女のあまりにも真直ぐな問いに、何も答えることができなかった。

同年七月頃から気分の沈みが強まった。翌年X＋一三年三月に薬を大量服用し夜間救急へ運ばれた。その後も死にたくなる気持ちが抜けず四月に自分から一人でいると薬をまとめて飲みたくなるので入院したいとの申し出があり精神科病院入院となった。状態が落ち着いたころ、入院中であったが、クリニックの昼休みに来院しその後のことを話した。養母が今入院中の精神科病院を訪れ、担当医にヤクザの娘であることやそれまでの良くない話を次々とし、養父の性的虐待のことは本人の作り話であるようなことを言い、担当医はパーソナリティ障害の診断を下し、パーソナリティ障害ゆえの嘘を言っていたことになり、児童相談所も里子を返し、すべてはなかったことになったとのことであった。

症例O・Mの対話的民族誌による把握

病名をつけることに固執せず疾患実体をそのまま捉えるには対話的民族誌（大月 2011）のかたちで表現することが求められる。対話的民族誌のアプローチでは、きちんとした形をなすことを考慮せず患者の語りをそのまま聞き取り、それについて感じたこと考えたことを照らし合わせ表現し、疾患実体へと向かっていく。精神は相手との対話の中で声の調子、表情、話の内容などを感受し、語りの文脈をとらえることで掴み取ることのできるものである。そこへ知識のみならず感覚や感情などのすべての記憶を集中する。相手との関係の中だけでしか精神は感受できないものであるから、こちらが客観的に観察し相手の精神を把握しようとしてもそれはできないことである。関係の中へ入り込むことで朧に浮かびあがってくるものが精神である。それは相手のとか、私のとかというものではなく、相手と私の関係に現れるもの、そのものである。対話的民族誌は、精神が対話の中で、そして、対話の中でのみ精神が現れ出ることを基底にしたものである。それと同時に相手との語りから相手のそれまでの生きざまが浮き出てくる。生きざまはその人の精神を生き方という形に表す。さらに、相手の語りから相手が社会的文脈の中でどのように苦悩を抱えて生きてきたのかが現れてくる。このように対話の中で感受することから現れ出た精神と、語りから生きざまとして浮き出た精神と、社会的文脈のなかでのありようが重なりあいその人の精神を捉えることが可能となる。対話的民族誌でその人の精神とともに疾患実体が取り出される。

最初の展開点は母親が発症し入院し、父親が亡くなったときである。一人っ子であることから、天涯孤独となり、支え守ってくれる存在がなくなった。そのとき長期にわたる強い抑うつ感と無気力状態におそわれた。それ以後、抑うつ感と、希死念慮がくりかえし出現するようになった。この時期、祖父母の家に預けられていたのだが、そこで母親の兄に性的虐待を受けた。もう一つの展開点は伯父の家を追い出され、さらに世間の中での孤独を体験したときである。両親の庇護の喪失のみならず社会の中でも居る場所を失っていることを思い知らされた。そして第三の展開点は、S市で自立生活を始めたが精神症状のため自立生活を断念し、I市の里親宅へ戻った頃に養父から性的虐待を受けた時である。ただ一つのこの世の拠り所と思って帰ってきたところで頼りにしていた養父から受けた虐待は人間への信頼を失なわさせる出来事であった。そして四番目の展開点は、彼女が里親の養父の三年間にわたる性的虐待を告白したときである。里親の家族の一員になりたいという気持ちが折れ、告白せざるをえなくなったときである。これ以後強い抑うつ感と希死念慮と薬の大量内服が続き、精神科病院入院となった。非常に深い孤独と不信と不安がどんどん募り精神の崩壊へと向かっていったことが対話的民族誌から読み取られる。

対話的民族誌で精神疾患実体が多様な文脈のなかで浮き出てくるとき、治療を考えるならば、精神の形態がどのようなものであるのかを知ることが求められる。そのとき基本となる精神モデルが必要となる。基本となる精神モデルがどのように変形され疾患としての形を与えられるのかを知ることで疾患実体に迫ることができる。そのための精神モデルは精神科臨床に現れるさまざまな精神症候を説明できるものでなければならない。そのような精神モデルはどのようなものであろう。

サリヴァンの発生学的精神医学

対話的民族誌でゴボッと取り出した精神症候をどのように捉えるとよいのであろう。母親が統合失調症であることから、そのような遺伝傾向はある。症状も幻覚幻聴があり統合失調症の病名をつけたくなる。しかし、症状軽快したときは手術場の助手の仕事を任せられるほど動けるようになる。そして、黒い影の人がつきまとい、死ね死ねという幻聴から希死念慮へと至る強い抑うつ感と不安感が突然始まる。そして性的虐待体験が繰り返された。そのことを告白してから症状は急激に悪化し自殺の危険性があった。普通の統合失調症とは色合いが異なる。このような一つの病名で捉えがたい症例に対処するにはサリヴァンの、臨床診断の体裁をつくろうとしない、《生の困難》という見方と、成育歴における重要人物およびパラタクシス的態勢*注から捉える見方とから接近する方法がある。

症例O・Mの際立った特徴は、父親が殺されたときからの強い希死念慮を伴う抑うつ感と不安感である。そのような強い抑うつ感と不安感はその後もたびたび出現し、入院を必要とするような幻覚幻聴を伴うものとなっていった。特に、養父からの性的虐待を告白したときからの抑うつ感と不安感は自殺企図を伴うものであった。父親が重要人物であり、そして、安全保障感をもたらす存在であった。その死が強い抑うつ感と不安感をもたらすものであった。同時に父親的存在であった養父からの性的虐待は、里親の家族に加えられることを望んで受け入れていた面がある。しかし、そのことに耐えられなくなり養母に性的虐待のあったことを告白したとき、里親の家族からの絶縁をそれは意味し、父親の死とも重なる体験となり非常に強い抑うつ感と不安感となった。そして脅威をもたらす黒い人影はパラタクシス的態勢において父親に死をもたらし本人の安全保障感に脅威を与えた存在とも考えられる。本人の生に脅威をもたらす存在であり、つきまとう不安の源でもある。そして彼女においては生きることそのものが《生の困難》であった。父母の離婚からの母子寮での生活。母親の発病入院による祖父母の家での生活と母親の兄からの性的虐待。父親の死からの強い抑うつ感。叔父の家での不当な扱いと、その家から出されるという孤独。里親の家での養父の性的虐待。《生の困難》の連続である。その困難に対処するすべを全く持たない無力な存在である。生きていくことへの無力感がどんどん深まっていく。

本症例は前思春期の少女がまったく無防備のまま社会に放り出されると、社会的庇護などどこにもなく行く先々で深く心が傷つき最後は精神の崩壊にまで至ることを示している。サリヴァンは人間には安全保障感への欲求と満足への欲求と生を拡大する欲求があるとしている。社会の中でとことん傷ついた心を癒すのは、もちろん安全保障感を与え満足を与えるに越したことはないが、何よりもまず生きようとする意志に手をさしのべ、わずかなりとも生を拡大する力となることであると思う。精神科病棟の奥底に沈潜している患者の中には、このようなとことん心の傷ついた者たちがいることを忘れてはならないであろう。

＊注――パラタクシス的態勢（サリヴァン（1953b）の『精神医学は対人関係論である』の註で中井久夫が簡潔にパラタクシス的態勢について要約したものをここに引用する）――幼児が成長し成熟過程が進むにつれて、体験のもともとの未分化な全体性は壊れる。しかし、その各《部分》、相異なる側面、体験の種類の相違などは、論理的に関連づけられず結合されもしない。それらは、場合によって《たまたまいっしょに起こった》起こらなかったりする〔とみなされる〕。換言すれば、さまざまの体験がたがいに連れ立って起こると感じられはするが、何らかの秩序にしたがって結合しているという認識が欠けている。この体験は、そういう事態では、《自然》なことだと解されて、反省や比較検討は行われない。結合や関連をつけられないのであるから、《思考》が観念から観念へと順を追って論理的に動いてゆくこともない。パラタクシス的態様は、一歩一歩段階を追って進む過程ではないのである。体験はその場限りの、関係のない、存在状態の束とされる。

†文献

大月康義（2011）「精神科臨床とバフチンの思想――文化精神医学の方法論としての対話的民族誌」『語る記憶――解離と語りの文化精神医学』金剛出版

Sullivan, H.S.（1953a）Conceptions of Modern Psychiatry. W.W. Norton.（中井久夫・山口 隆
=訳（1976）『現代精神医学の概念』みすず書房）
Sullivan, H.S.（1953b）The Interpersonal Theory of Psychiatry. W.W. Norton.（中井久夫ほか
=訳（1990）『精神医学は対人関係論である』みすず書房）

第3部 治療文化論

治療文化論再考

個人症候群をめぐって

個人症候群とは何か

個人症候群は中井久夫によって一九八三年に「岩波講座精神の科学」八巻、「概説――文化精神医学と治療文化論」に最初に書かれた。そして一九九〇年と二〇〇一年に岩波同時代ライブラリー[*注]、岩波現代文庫として『治療文化論――精神医学的再構築の試み』と題されて再版された。時はDSM-Ⅲという操作的診断基準が日本の精神医学界を席巻しようとしたときである。それは症状項目を選択することで精神疾患を診断しようというものである。『治療文化論』はこの流れに真っ向から立ち向かうものであった。そうしなければ個々人の繊細できめ細やかな精神の襞を描き出し、個々人それぞれの治療を思い描くことができなくなるという強い危惧からのものである。

この書物は中井が東京山の上ホテルの一室に三〇〇冊あまりの本を持ち込み一週間のあいだ、四五分執筆し一五分眠るというようにして、ある意味神懸り的状態で執筆したものである。内容に煌めくような突き抜けた部分と論理的整合性を欠く部分とが混在する。しかも当時の精神医学的知見と現代とではまた異なった部分もある。そこで個人症候群を略述するとともに現代の知見を踏まえ再考してみたい。

まず個人症候群を理解するために現代の精神医学の流れを簡単にふりかえってみたい。現代精神医学の父と言われるドイツのクレペリンは精神病院に収容されている患者の症状と長期経過をつぶさに観察し、統合失調症と躁うつ病の二大疾患を抽出した。それらは病態生理はわからないが精神疾患としての実体をなすものとして現代まで有効な疾患分類となっている。これが中井の言うところの普遍症候群である。普遍症候群は国や文化の違いにもかかわらず発症率が同じであることも特徴とされた。

さらにクレペリンはジャワへ赴き当地のバイテンツォルグ（ボゴール）精神病院で患者の観察を行い、統合失調症、躁うつ病などの異郷での違いを記述し、文化的影響がそれらの疾患の症状に表出されているとした。また、かの地に特有とされるラター（驚愕により反対動作、反響言語、命令自動などをしめす疾患）、アモック（憤怒とともに無差別に人を殺し続ける疾患）などを観察した。そしてこれらをこの地域特有の文化結合症候群であるとした。これを契機に比較文化精神医学が勃興し、世界各地から文化結合症候群が報告されるようになった。文化結合症候群の発見は当時の西欧の帝国主義と植民地支配が進行することとコインの裏表の関係にある。

このようなドイツに源流を発する正統精神医学と言われるものに対し、フランスではシャルコー、ジャネらによって神経症、ヒステリーという疾病概念が生み出され、ウィーンやスイスではフロイト、ユングらがさらに研究を深めていった。同じころアメリカでベアードが神経衰弱を提唱した。それらはまたたくまに欧州や日本に広まっていった。それらは催眠や精神分析、休養療法、森田療法などの精神療法を生みだし、在野で力動精神医学として発展していった。

このように正統精神医学であつかわれる疾患と力動精神医学であつかわれる疾患が共存しているのだが、それらは日常診療において共にあらわれてくるものである。現時点においてそれらを包括的にみる視点はないのだろうかということが問題としてあった。中井はエランベルジェの『無意識の発見』（Ellenberger 1970）の最後に書いた言葉「一元性を求める科学者にとって、人間の心の認識に二つの相容れざる接近法（実験心理学、今で言う生物学的精神医学と力動精神医学）が同時に存在しうるということは衝撃的なことである。われわれは新しい力動精神医学の諸体系の自律性を葬り去って、科学の一元性という原則を守り抜くべきなのだろうか？」という問いについて考えを巡らせた。それに対する一つの答えとして個人症候群をそれまでの普遍症候群と文化結合症候群に対して打ち建て、普遍症候群、文化結合症候群、個人症候群という三つのアスペクトから一人の精神疾患をみるという方法を発想した。

個人症候群はパーソナルなものでありその代表的なものが創造の病いである。創造の病いを発案したエランベルジェはヴィクトール・フォン・ヴァイツゼッカーが「コントロールを失った観念や感情が姿を変えて病いになるのならば、病いが観念に代わって病いそのものは消えることがあってもおかしくないのではないだろうか」と言ったことを引き、心身症の病人が観念を一つ生み出すことで症状が消失するということがありうるとした（Ellenberger 1964）。フロイトは精神分析を始めたころに彼自身神経症を患っていた。そこで自己分析を行い、自己治療をはじめた。その結果エディプス・コンプレックスを発見し、それとともに彼の神経症は消失した。ユングもフロイトと決別してから神経症的病いになり、夢の描画と能動的想像法という技法で自己分析をおこない元型の世界を探検し自らのアニマを識り、さらにセルフを発見し彼の症状は消失した。このように心の底に沈んでいる重大な観念複合が結晶化しその過程で様々な病的症状を表出し、観念複合を意識に引き上げることで心身症的神経症的症状が消褪するとき、それをエランベルジェは創造の病いと言った。その創造の病いを中井は個人症候群の中核的な病いであるとした。

中井は個人症候群の中核的病いである創造の病いとして、まず、はじめに天理教を創始した中山ミキを挙げる。彼女は奈良盆地で中井の生家と五〇〇メートルと離れていないところで生誕した。同じ風土と歴史を肌で感じつつ育った中井は、奈良盆地の地形を思い浮かべるまま手書きし、中山ミキの精神の中の奈良盆地のコスモロジーと呼応しあい、ミキの内部でコスモロジカルなものが生成し天理王命が神懸るありようを描く。それは江戸期から明治にかけて日本に残存していた精霊憑依の巨大な流れの中での憑依としての神懸りであり、奈良盆地の東の周縁にあるミキの生まれた小集落「三昧田」の共同体文化が農家の嫁としての役割をミキに振り当て、その役割の中で忍苦の限界まで倫理的道徳的自己激励のもと堪えぬき、その過程で巨大な天理教の礎となる観念複合が育っていった有様である。中井はそこにバリントのいう病気のはじまり、あるいは、創造過程である「一人過程」を見出し、中山ミキの神懸りを創造の病いとして捉え、個人症候群と命名する。個人症候群のありようをみるために二つの症例を呈示する。

個人症候群と民衆宗教の交叉する二例

一例目は私自身が精神医学と民衆宗教の接点をはじめて経験したものである。北海道オホーツク地域の総合病院で研修しているとき、外来で三〇代の女性が普通に話している最中、突然、顔を左右にゆっくり動かしながら「僕はね……」と異様な声で語りだした。わたしはただそれを見守ることしかできなかった。その後、家庭環境などを聞くうちに彼女が母親や妹と真光教に入信していることを知った。そして母親の誘導で浮霊などを自宅に集まり行っていた。だんだん母親は本人を誘導できなくなり、霊がかってに本人を占拠するようになった。そのようなときに受診したのである。彼女は家庭で姑と同居せねばならないという葛藤をかかえていた。しかし憑依することで同居の話はだんだんなくなり本人の症状も軽くなっていった。彼女の憑依は母親や妹に感作された面もあり、自分の家庭での嫁姑の葛藤から生まれた面もある。そのような中でコントロール不能の憑依に陥ったのである。義母は農家を営み旧来の考えに固執していた。長男の嫁は義母と同居するものだという考えを当然のこととして押し付けてきた。本人は同居するくらいなら離婚してもよいというところまで思いつめていた。そのような膠着状態が憑依によってあっけなく打開された。昔から憑依は濃密な対人関係における葛藤状況を打開するといわれている。膠着した人間関係の中の一人が別のものになる、すなわち憑依すると、その関係がガタガタとゆるんでいく。この憑依は対人関係の解毒剤の働きも持つ。真光教という憑依生成場との接触と離脱により発来したとともに、夫の実家と本人家族の小共同体の嫁としての役割と自由でありたいという個人的な思いとの葛藤を一人過程として経由したという二つの側面をもつ（大月 2011）。

もう一つの症例として挙げるのは出口なおである。彼女の創始した大本教は二度にわたる国家権力による徹底的な破壊を蒙ったごとく、天皇制のもと産業資本主義国家として邁進してゆく日本の最も恐れる獅子身中の虫であった。それは大本教の新興宗教という枠を超えた危険性を時の国家権力に察知されたからであろう。国家を震わすほどの危険性をどのようにして大本教は帯びるようになったのだろう。そして、このような民衆宗教と出口なおの創造の病いはどのように交叉するのであろう。

出口なおは江戸末期に大工の娘として福知山で生まれた。そのころすでになおの家は没落過程にあり、なおは九歳ですでに奉公に出されている。しかし奉公をはじめてから三年目に福知山の三人の孝行娘として藩の表彰を受けている。それは福知山藩が石門心学を取り入れ、それが商家や地主などの生活規範に取り入れられていったことを受けてのことである。この規範は個々人の辛抱強い努力（勤勉や倹約）が家の繁栄につながり、ひいては個人の幸福の確保というサイクルで個人の内面的世界を社会体制のなかへ統合してゆくものであった。この規範は江戸時代の繁栄を支える基盤となってきたものであり歴史の重みをもつ確固たるものであった。それを多感な時期になおが内面化したことは後の生き方に大きな影響をおよぼした。なおは二〇歳で結婚した。大工の夫は入り婿であった。浪費家で遊び好きの夫により出口家はたちまち没落の道をたどった。明治一七（一八八四）年になおの家は破産し、すべての家財を失った。さらに夫は転落事故で動けなくなり、夫の世話を娘に託しボロ買いの仕事に出るようになった。二〇数キロ離れたところまで日帰りでボロ買いにかよった。それは山道であり四〇歳近いなおの尋常ならざる体力と気力を伺わせる。ある意味それは修験者の修行を思わせるものであった。ここまでの辛抱努力は思春期に内面化した規範にどこまでも忠実だったからである。しかし、その規範は農本主義の基盤の上にあった江戸時代までしか通用しないものであった。明治になり産業資本主義が国家の基盤となったとき、金をかせぎ、学問を身につけ、小利口で抜け目のないことが新たな規範となったのである。この新たな規範に乗り換えることができなかったなおは、いくら正直で努力を重ねても没落の道を歩むことになったのである。

明治二三（一八九〇）年に三女ひさが産褥期に発狂し座敷牢に入れられ神を幻視したり神の声を聴いたりした。治療のため金光教の教師が呼ばれ、艮《うしとら》の金神《こんじん》などの名をとなえ祈祷し病状は軽快した。その治療場面に立ち会ったなおは金光教と艮の金神を知ることとなった。明治二四（一八九一）年に長女よねが発狂した。その年には近郊で二八人が発狂した。そこには誘発性がある。明治二五（一八九二）年元旦なおは物思いにふけっているうちに幻覚を見た。これが創造の病いにともなう夢幻様状態であろう。それからまもなくなおの神懸りがはじまった。安丸の記述によると「身体全体がはち切れるような緊張のなかでゆっくりと震動をはじめ、坐ったまま、両足は四股をふむようにつよい響きをたてて動いた。そのさい、はいりこんだ活物は、なおの咽喉元で『ウーム、ウーム……』とはげしくいきみ、なおの咽喉からなおのものとはまったく異なった聲で叫ぼうとした。そして、やがてなおの咽喉は、自分の声とこの活物との二つによって使い分けされたかのようになり、なおと活物との二つの声で問答がはじまった」。そして最初の問答は「活物『わしは艮の金神であるぞよ』、なお『そんな事いうて、アンタは妾を騙しなはるのやおまへんかい?』」というものだった。なおの中で本来のなおと活物が別個のものとして会話している。これはまさしく艮の金神をめぐる宗教思想がなおとは別箇のものとして観念複合を形成し解離した状態にあるといえる。その後二〇万枚におよぶ筆先を書き続けることとなる。そこで形成された観念複合は、なおが江戸時代の規範を守り村落共同体のなかで懸命に生きてきたにもかかわらず没落し最底辺へと追いやられたのはなぜかを、底の底まで問い詰めたものである。家を中心にした村落共同体での自分を殺した生き方、それを踏みつぶす産業資本主義を邁進する天皇制国家。なおを励起したあるものはそのような国家に太古の昔から反逆してきたものである（安丸 1976）。それは何か。

ここで先の症例をふりかえってみたい。先の症例は手かざしによる病気治療を行うのであるが、それは世界救世教の浄霊真光の業、さらには大本教の王仁三郎の鎮魂帰神法に由来する。さらにそれは本田親徳の鎮魂帰神説にまでさかのぼる。津城によると本田霊学は記紀神話や「狐つき」の実見、社寺巷間の口寄せ、稲荷おろし、行者の所説などに求めながら、それらをかなり体験的な試行錯誤で自己流に体系化したものである（津城 1990）。そうすると江戸時代までの憑霊生成場がその源となっているといえる。それは卑弥呼の神懸りを超え縄文の精霊信仰にまで連なるものであろう。

ふたたびなおを励起したものは何であろう。それは縄文の精霊信仰から連なる憑依を生成しつづける巨大な流れである。それは国家神道に対する自然神道の流れともいえる。日本国家が恐れたのは天皇制よりもさらに歴史の根源にあるこの流れであり、近代日本の人々はこの流れに熱狂していった。

個人症候群は私が経験した症例のごとく憑依で終わるものもあり、心身症レベルで終わるものもある。それと同時に出口なおのごとく国家を揺るがすほどの民衆宗教を生みだすこともある。どちらにしても、それは個人症候群が外部との繫がりを持たない一人過程に過ぎないものではなく、共同体文化との緊密な関係にあり、さらには精霊信仰の巨大な流れとも接するものであるからだ。

文化結合症候群再考

普遍症候群、文化結合症候群、個人症候群は一人の精神疾患についてそれぞれの相（アスペクト）をもち、その疾患をみる視点により普遍症候群が優位にみえたり個人症候群が優位にみえたりすると中井は云う。この時点では世界中で普遍的に同一の発症率を有する生物学的要因の色濃い普遍症候群、特定の地域の特異な文化との結びつきが強い文化結合症候群、創造の病いを主軸とする個人症候群の三群からのアスペクトを、一つの精神的病いは持っているという意味合いである。しかし、クレペリンからヤップに連なる比較文化精神医学の対象としての文化結合症候群はその後、実は、世界各地にかなり普遍的にあるのではないか、ある地域ではそれに名を与え、別の地域では名を与えないという違いにすぎないものもあるのではないかと言われてきている。たとえばアモックはアメリカの銃乱射、日本の秋葉原の無差別殺人と同じものなのではないか。ただ、それに特有の名を与えているかどうかの違いにすぎないのではないか。ラターやイムなどのような、精霊信仰が西欧文明と接触したことで引き起こされる文化結合症候群自体、現代のグローバル化の進行の中で消滅しつつある。旧来の文化結合症候群は特定の地域文化のみに発症するのではなく、ロナルド・サイモンの指摘するごとくラターは驚愕反射の手の込んだものであり、私たちが指摘するごとくイムは驚愕反射と解離が文化的に成形されていたものがアイヌ文化の破壊されたあとに驚愕反射と解離が文化の支えを失い、意識野の解体へと雪崩れ込み非定型精神病像を来たすとみられるようになってきた。旧来の文化結合症候群は幻想ではないのか。

それでは、普遍症候群と文化結合症候群と個人症候群の三つのアスペクトとして一つの精神疾患を捉えるという精神疾患の把握はどうなるのか。まず、旧来の文化結合症候群を大きく改変しなければならない。中井は長井真理の「村八分妄想論」（長井 1991）を文化結合症候群として例示している。これはエキゾチックな意味合いでの文化結合症候群ではなく、村落共同体がそのものとして存続しつづけるとき村落は規範に取り巻かれ、村落が存続しつづけるための役割を村人に配分してくる。その役割を役割自己として村人は生きることで村落は存続する。役割に背反するとき村八分という村の制裁が行われる。村での役割を失うということはほとんど生活が不可能となることを意味する。それへの恐怖から村人は役割を懸命に果たし、真面目、正直、勤勉であるという評価をうける。村民に見えない形で役割に背反したとき、村八分への恐怖が村八分妄想となる。地域共同体に随伴する微小文化が妄想形成へと大きな寄与をする。そのとき妄想形成過程は一人過程であり、それを促したものは共同体文化からの離反とそれへの恐れである。共同体文化と個人症候群が深く噛み合い精神症状発現へと至る。ここには一人過程として観念複合が形成される基に共同体文化と個人欲動の葛藤ならびに共同体文化への離反への恐れがある。共同体文化は個人症候群形成と深く絡み合っている。さらにこの共同体文化は現代も民衆宗教として残存するシャーマン文化、あるいは、都市型現代文明と接している。家族、地域共同体、会社、職場、民衆宗教、国家、さらには地球規模のグローバル化という多層な文化が個人症候群と噛み合い、個人症候群－文化結合症候群複合として立ち現われてくる。

中山ミキへ立ち返ると、彼女は奈良盆地の村落共同体の規範を懸命に守り、倫理的道徳的自己激励の果てに限界を超え神懸りとなった。ここでも精霊信仰と共同体文化とミキの一人過程は噛み合い創造の病いを形成していった。これは個人症候群－文化結合症候群複合の典型例といえる。個人症候群は、中井のもともとの構想とは異なり、多層化する多くの文化と深く噛み合っている。

個人症候群―文化結合症候群複合と普遍症候群

ここで普遍症候群、文化結合症候群、個人症候群の三つのアスペクトから一人の精神疾患をみるということについて考えてみたい。旧来のエキゾチックな文化結合症候群は姿を消し、そのかわりに長井的な共同体文化、そこには家族文化から企業文化、さらには精霊憑依の文化さらにはグローバル文化まで多重な層があるのだが、それらの文化が個人の精神に大きな影響を及ぼし、それが個人症候群と噛み合い現れ出る。精神症候ははじめから文化と個人の精神とが噛み合うところに現れる。その意味で文化結合症候群と個人症候群のアスペクトからみるというのではなく、文化と個人の噛み合わせを腑分けするような見方が求められる。そこに普遍症候群はどのように絡んでくるのか。

ここで再びエランベルジェの問いをふりかえってみたい。医学は科学的医学として一つであるという傾向が強烈であるが、精神医学もその方向に進むべきであろうか。しかし、それでは、力動精神医学の諸流派が得た多くのものを失うことになる。では併存する多くの流派を認めるべきか。そうなると、精神医学においては原理的に統一できず相矛盾さえする複数の医学の存在を認めることになるが、これは異常ではないか。このディレンマをどう解消すべきか。エランベルジェがこの言葉を記したのは一九七〇年のことである。その後、精神医学の流れは大きく変わった。一九八〇年代の操作的診断基準DSM-Ⅲの出現以来、症状項目から障害を同定する診断法が一般化してきている。それまで神経症といわれてきたものが身体表現性障害、転換性障害、解離性障害などと命名され、症状のみから診断され普遍症候群に編入されるようになった。さらにそれまでの文化結合症候群は文化関連障害としてほんの少しのスペースを与えられるだけになった。そのためすべての精神障害を普遍症候群として捉える傾向が進行しつつある。しかし、精神疾患はその原因はいまだ不明であり、生物学的根拠も示されていない。ここに大きな混乱の種がある。DSM-Ⅲ出現以前は国により、精神医学の流派により、さらには個々の精神科医により精神疾患病名はまちまちであった。それを統一しなければ精神医学統計をとることさえ困難であった。そのためDSM-Ⅲ以降は統計学者が診断基準作成に大きくかかわっている。しかし、操作的診断基準といってもとりあえずの診断基準であることに変わりはない。しかも、クレペリン以降の生物学主義をめざす方向での診断分類の作成である。そのことによりシャルコー、ジャネ、フロイト、ユングなどの力動精神医学は解体消滅の危機にある。個人の内面に深く立ち入り診断し治療して出来上がってきた神経症概念は単なる症状項目のチェックでなされるようになった。催眠、精神分析、心理分析などで何年もかけ診断治療されていたものがそのような症状項目のチェックですまされるものであろうか。これは、病因さえ不明なまま精神医学を一つに統一しようという流れにより多くの流派が疎外された結果である。精神が等閑視され症状チェックと薬物投与だけが精神医学に残った。精神の無い精神医学。これがエランベルジェの問に対する現代の精神医学の与えた答えである。

中井はこのような流れに対する処方箋として個人症候群を提起した。しかし、普遍症候群、旧来の文化結合症候群、個人症候群の三つのアスペクトから一人の精神疾患をみるという方法は、文化結合症候群を再考した結果、普遍症候群と文化結合症候群－個人症候群複合の二つのアスペクトから展望することができるかという問題に収斂する。ここで普遍症候群が脳梅毒やアルツハイマー病のように生物学的病因へ還元できるのかという問題から離れ、まったく異なる視点から普遍症候群について考察をすすめてみたい。

普遍症候群の代表ともいえる統合失調症を例にとってみたい。E・F・トリーは近代文明と統合失調症の出現は時を同じくしていると言っている（Torrey 1980）。彼は統合失調症ウイルス感染説であるのだが、世界全地域で発症率一％の感染症を考えることは難しく、何故思春期から中年期にかけての発症であるのかも感染症から考えるのは難しい、そこで、ここでは中井の説を援用してみたい。中井は『分裂病と人類』（中井 1982）においてS親和者（統合失調症を発症しやすい傾向を持つ人）は徴候的認知（微細な差異を感知する能力）優位であり、そのことが狩猟採取時代には生き残りに優位であったとする。獲物を感知する、危険を察知するという能力は狩猟採取生活では最も重要である。そのようなS親和者が農耕社会では修験者、巫女、遊行者、サンカなどとなり、S親和者として経過してきたものが、一九世紀に工業社会へと入り統合失調症が認知されるようになった。イギリスの統計でもこの時期に急激に統合失調症が増加している。徴候認知優位であることが管理労働、競争原理、社会の強迫性といった特色をもつ近代産業社会では不利に働き、S親和者は統合失調症を発症していったというものである。この仮説に従うと徴候認知優位者が多層化する文化と個人症候群と噛み合い統合失調症を発症するということになる。そうすると後進国での寛解率が高いこと、未開民族では統合失調症はほとんどみいだされないことなどの説明がつく。

さらに都立松沢病院で戦後に行われた作業療法の効果についての研究がある（加藤 2013）。統合失調症者に対し作業療法のみで治療した群と作業療法とクロールプロマジン投与で治療した群とを比較したところ、三カ月後には薬物併用群のほうが治療成績は良かったが、半年後には有意差がなかったというものである。これは徴候認知優位者が惑乱し発症したが、心身の統合性を回復させる作業療法で落ち着くとともに回復したと考えられる。薬物は単に徴候認知優位性を鈍らせているだけではないのか。

一つの精神症候は、遺伝的な認知機能特性あるいは性格特性が個人症候群－文化結合症候群複合と噛み合い、そのことによって現れ出たものという見方が可能となる。普遍－文化－個人症候群複合というかたちで一人の精神疾患をみるという方法である。

中山ミキや出口なおは遺伝子的に共通した特徴があり、真面目でとことんやり抜くという性格傾向と聡明さがあった。それとともに、江戸から明治への時代の変換にともなう時代に合った行動様式の変更ができず、ひたすら働き続け生活苦の底へ追いやられていった。村落共同体においてはそれでも謹厳実直として評価されつづけたが、時代の生産様式の変化にはついていけなかった。それと同時に江戸時代まで公然と認められていた狐憑きなどの憑霊の流れは、明治になり迷信として修験者、巫女、憑物落としなどは禁じられ容易に憑依に逃れることもできなくなった。そのような文化的歴史的背景と、時代の矛盾をとことん耐え抜く行動様式性格特性の中で創造の病いを発症し神懸りに至ったといえる。このように普遍－文化－個人症候群複合として一人の精神疾患をみてゆくというように遺伝的規定、文化的規定、個人的規定の複合を精神疾患の背後にみてゆくことで生物学主義とは全く異なる相貌があらわれでてくる。精神医学に精神を取り戻すことで精神の広大な領野を俯瞰することが可能となる。

精神療法の行方

精神疾患を生物学的にみるのではなく普遍－文化－個人症候群複合としてみるならば、治療もまた単なる薬物投与と認知療法ではなく新たな精神療法が精神科治療文化にかかわる可能性が拓かれる。中井は個人症候群の治療事例として前思春期の親密集団による関与を挙げている。軽度の精神失調くらいのとき、仲間がよりそい集団の力動関係を変化させることで危機を切り抜けていった。このような治療集団的なものが心身症、自律神経失調症、抑うつ状態などに対し治療効果をもつならば、親密集団やそれに代わりうる小集団のほうから失調を起した個人に対し手を差し伸べ、治療集団的な小集団がそこを訪れたり話相手になったりといったことが可能である。そうすることでその個人の集団力動、個人力動を変え症状に影響を及ぼすことが可能となる。

もう一つは個人症候群の神話産生機能との親和性である。その例として中井の妖精の病いを挙げてみたい。夜な夜な患者である女子学生のもとへ妖精が訪れて、対話するという症例である。このような人は不安からの徴候的認知優位であること、なんらかの境界性を帯びていることを中井は挙げている。アマゾン奥地のピダハンという部族は共同で精霊を見る（Everett 2008）。精霊が見えないのはピダハンを報告した白人宣教師だけだ。精霊憑依の世界では精霊を見るということは日常的である。日本にも座敷童などの精霊がいた。昔の日本人は日常的にそれを見た。それは徴候的認知優位性、精霊憑依の文化的流れ、一人過程としての観念複合の生成という三つの要素の組み合わせで初めて出現する。妖精の病いを個人症候群として捉えるのではなく普遍－文化－個人症候群複合として捉え、特に精霊憑依の文化の流れとの接触をみなければ妖精の訪れは理解できない。治療者はこのような小さな神話を受け入れ同化する力を持つことが要請される。世間では異物とされる怪異体験があたりまえのものとして受容されることは患者にゆとりをもたらす。エランベルジェは「精神療法再建のためには、今忘れられている、無意識の持つ神話産生機能に注意しなければならない」と言っている（Ellenberger 1970）。

中井が創造の病いの例として挙げる科学の分野においてはどうなのだろう。中井が例として挙げるノバート・ウィーナーは激しい急性精神病状態のあとにサイバネティクスを創造した。また、アラン・チューリングの青年期は第二次世界大戦であった。イギリスはドイツの暗号解読のために暗号専門家以外に才能豊かな科学者や芸術家をも集め解読に取り組んだ。そのなかにチューリングはいた。腰に目覚まし時計を下げて歩く風変わりな青年であったという。彼はその研究の中で機械に計算させ暗号解読することを思いつく。それが後の人工知能研究につながった。科学研究は科学者たちの共同的観念創造の流れに身を置くことで始まる。その研究課程で研究者の内部に巨大な観念複合がふつふつと湧いてくるとき創造の病いを経由する。科学の世界では科学的共同的観念創造の流れに身をおくことがパラダイムシフトをもたらすような巨大な観念複合を生みだす礎となる。

先の妖精の病いや憑依などは精霊憑依の太古からの流れに身をおいている。新たな観念複合は個人の単独の経験から生まれるものではなくそれぞれの分野の文化の流れ、共同的観念創造の流れとのつながりから生まれる。精霊憑依の流れの中で生まれたパラダイムシフトをもたらすほどの力を持ちえなかった小さな観念複合は心身症や神経症や憑依を発現させる。神話産生機能を持つ精神療法はそれをもう一歩進め、小さな神話として表現させ治療する機能をもつ。それゆえ江戸時代まで修験や巫女や憑物落としなどの対象となっていた心身症、神経症、憑依などは現代では新たな精神療法の対象となりうる。

個人症候群と精霊憑依の流れ

個人症候群の中心概念は創造の病いである。精神療法家の代表的な人物であるフロイトとユングもまた創造の病いを経ている。個人症候群をさらに究明するために創造の病いの源流をたどってみたい。

精神療法発祥の地について中井は地図を描き同定している。西欧のごく限られた山あるいは湖と平野部との境目であることが特徴である。動物磁気のメスメル、ユング、ロールシャッハはスイス・ドイツ国境のボーデン湖畔の出であり、アルデンヌの森は人工夢遊病を開発した樹木崇拝というキリスト教以前の古層の森の文化から出てきたピュイゼギュール侯が住んでいた。精神療法、特に無意識へのアプローチである催眠や自由想像法の出自となったのはこのような古代からの精霊憑依の流れを保持しつづけた地域である。フロイト一家もボヘミアの森の中の小都市からウィーンへ移住した。精神療法は精霊憑依の流れとどこか結びついている。

精霊憑依の流れは時折特定の人物を選び教祖として生成し再活性化を繰り返してきた。それは狩猟採取文化の時代にはシャーマンを生みだしてきた生成運動と同じである。シャーマンとなるとき創造の病いを経過するとエランベルジェは言う。メスメル、フロイト、ユングなどはこの流れの中の近代のシャーマンともいえる。それぞれが独自の観念複合に行き着き各自の流派を形成した。創造の病いの源流は精霊憑依の流れでありシャーマンの成巫過程である。

科学の世界で創造の病いを経験した科学者をエランベルジェは「パラダイムを創造する科学者」とおよび、通常の科学者と区別した。ウィーナーのサイバネティクスや数学者の岡潔の多変数関数論での発見に伴う心身の不調、文学では夏目漱石のロンドンでの精神疾患体験など、各分野で歴史を画する仕事をした人々の多くは創造の病いを経由している。

創造の病いで巨大な観念複合が現出するとき、それは一挙に過去現在未来をも俯瞰する全体像が浮かび、それが正しいことは証明なしで確信できるという。新たな創造は全身全霊をかけて学問世界へ浸り創造へ向けたあらゆる努力の果てに向こうから創造がやってくる。その過程で不可解な精神的失調状態が現れるのだ。巨大で確固たる観念複合を産む苦しみであろうか。シャーマンの創造の病いは精霊憑依の流れに身を浸しあらゆる苦行の果てに世界のヴィジョンが湧き起こる。民衆宗教の中山ミキや出口なおも巨大な教義全体が神懸りとともに湧き出した。

このような巨大な観念複合が湧き出る流れが太古の精霊憑依の時代から続き、西欧中世ではパラケルススの錬金術、アウグスティヌスらのキリスト教神学を生み出し、それらは近世科学と哲学へと進展していった。現代の観念複合を生み出す流れも源流は太古の森の精霊憑依の世界であり、シャーマンや魔女や魔法の世界である。現代は民衆宗教、科学、人文科学、文学、芸術などの多くの分野へその流れは分岐し、今この世界のただ中に太古の精霊憑依の流れが続いているといえる。

個人症候群とはこのような太古からの巨大な観念複合を生み出し続ける流れに身を浸した者が独自のパラダイム変換を起しうるような巨大な観念複合を産み出すときの苦しみである。そして、そのような大仕事を成しえなかった無数の不完全な形の観念複合生成の創造の病いがやはり個人症候群となっている。個人症候群は太古からの観念複合生成の流れが現代まで連なっていることの証明であり、古代のシャーマンが現代のパラダイムシフトする偉大な創造者と重なっていることの証明である。

＊注——本論文は中井久夫『治療文化論——精神医学的再構築の試み』を読み込むことで書かれている。岩波書店同時代ライブラリーの『治療文化論』を参照した。本書からの引用は特に断ることなく随所で行っている。

†文献

Ellenberger, H.F.（1964）La notion de maladie créatrice. Dialogue : Canadian Philosophical Review 3-1 ; 25-41.

Ellenberger, H.F.（1968）The concept of creative illness. Psychoanalytical Reviw 55 ; 442-456, n°3.（中井久夫＝編訳（1999）『エランベルジェ著作集2——精神医療とその周辺』みすず書房）

Ellenberger, H.F.（1970）The Discovery of the Unconscious : The History and Evolution of Dynamic Psychiatry. Basic Books.（木村 敏・中井久夫＝監訳（1980）『無意識の発見——力動精神医学発達史』弘文堂）

Everett, D.N.（2008）Don't Sleep, There are Snakes : Life and Language in the Amazonian Jungle. Pantheon Books.（屋代通子＝訳（2012）『ピダハン——「言語本能」を超える文化と世界観』みすず書房）

加藤 敏（2013）「作業療法の今日的な吟味——大正・昭和初期の松沢病院に焦点をあてて」『臨床精神病理』34［pp.297-313］

長井真理（1991）『内省の構造——精神病理学的考察』岩波書店

中井久夫（1982）『分裂病と人類』東京大学出版会

中井久夫（1990）『治療文化論——精神医学的再構築の試み』岩波書店

大月康義（2011）『語る記憶——解離と語りの文化精神医学』金剛出版

Torrey, E.F.（1980）Schizophrenia and Civilization. Jason Aronson.（志村正子、野中浩一＝訳

（1983）『分裂病と現代文明』三一書房）
津城寛文（1990）『鎮魂行法論』春秋社
安丸良夫（1976）『出口なお』朝日新聞出版

個人症候群再考

ヤップ文化精神医学への回帰

曖昧模糊とした精神科臨床

ＤＳＭ全盛の現代、精神科臨床は混沌とした状態である。それというのも、精神医学においてその対象となるべき生物学的実体が未だに明らかにならず、たとえ器質精神病であっても脳へどのような影響で精神症状が現れるのかは不明である。極端な話、麻酔でさえも何故麻酔がかかるのかは未だに不明である。そのようにＤＳＭという疾病分類の対象であるであろう生物学的実体すなわち脳があまりにも複雑繊細であるためにその実態は未だ定かならず、そしてその疾患の病因もＰＴＳＤ以外は未だに不明であることはアラン・ヤングの指摘するとおりである（Young 1995）。そのような状況に対しクレペリンによる病状と転帰からの疾病分類をもとにして統計をとることを主目的としてつくられたものがＤＳＭである。これまた、先のヤングの指摘するところである（Young 1995）。このように現代の精神医学臨床で用いられているＤＳＭの疾病分類が極めて曖昧模糊としていることをはっきりと自覚するとき、あらためて疾病分類とは何かが問題となる。ＤＳＭという疾病分類は世界中あらゆるところで使用できることが求められるように、統合失調症や躁うつ病などのような世界中で普遍的に認められる疾病を対象とする。したがってＤＳＭ-５では文化結合症候群は診断項目に入っていない。さらにかつて全盛を誇った個人の内面に深く関与する神経症は不安障害、強迫性障害、心的外傷およびストレス因関連障害、解離性障害、身体症状症などに分解され診断項目によって診断されうるものとされ普遍化されている。かつて個人の無意識の力動関係からの症状とされたものが逆に症状から分類されるものとなった。そして、個人の精神誌は等閑視され、疾病だけが普遍的にあるものとされる。近年の精神医学教科書はＤＳＭ分類に基づくものが多く、研修医などはそれにそって診断し、その診断に基づいて精神科薬物療法マニュアルを紐解き処方する。それは一見すると極めて内科の診断治療と似ているが、内科疾患は病因が明らかであることから処方薬が決まるのに対し、精神科では病因が明らかでないままに薬物療法がおこなわれるところが大きく異なる。その結果、まったく治療が奏功しないことも増えてきた。そこで起きてきた問題を緩和するものは、年配医師が経験によって確立してきた処方がその病院なり医局なりの治療文化として伝承され、それに基づいて治療がおこなわれているからであろう。それにしてもＤＳＭが隆盛となるにつれ、精神科の診断治療はきわめて平板化し、マニュアル化され、無味乾燥な様相を呈している。

そうではあるが、ＤＳＭ診断治療マニュアルはある程度機能している。それは、向精神薬は症状に対し用いられるからである。疾病に対して薬が使われるのは内科でみられるように病因がわかっているとから、その病因に対して効果のある薬物が選択される場合である。精神科領域では病因が不明であるために症状に対して薬物が選択される。幻聴があればリスペリドンであるとか、抑うつ感があればＳＳＲＩであるとかというふうに処方される。ＤＳＭ診断では症状から病名が決まるため、ＤＳＭで病名が決まったならば、治療マニュアルではＤＳＭに羅列されている症状に対して効果のある薬物が自動的に選択されている。そうであるから、一見病名に対して薬が選択されているように見えるが、その内実は症状に対して薬物選択しているのである。結局、ＤＳＭ診断治療マニュアルでも、ある程度治療効果は期待できる。研修医はそのようにして治療し、ある程度の効果をもたらし、われわれ経験の長い精神科医は病因不明の疾病に対し症状軽減する目的で薬物療法を行っているだけなのである。そして、病名らしきものはあとからついてくる。ある意味中世の錬金術師や魔女のレベルで臨床を行っているともいえる。ＤＳＭに対してかなり辛口に述べてきたが、ＤＳＭの体裁がなければ疾病の統計もとれず、精神医学は科学的であるかのような体裁もとることができないであろう。精神病という混沌に目鼻をつけたのがＤＳＭであるともいえる。それほど精神医学は曖昧模糊としているのである。

未だに混沌としている精神病であるが、ＤＳＭとは全く異なったアプローチが古くから行われてきていた。それは臨床経験に基づく疾患の同定の歴史である。典型的なものは統合失調症である。モレルが早発性痴呆と名づけ、カールバウムが典型狂気と名づけ、ヘッカーが破瓜病と名づけ、クレペリンがそれらをまとめあげ早発性痴呆とし、ブロイラーが統合失調症と名づけた（Shorter 2005）。

そこに行くまでの過程で幾多の臨床家がそれらの病名を使用しなんらかの手応えを感じ、その積み重ねの結果、統合失調症という疾患単位ができてきた。そこにはその病名を使う治療文化があり、病名と治療実践の相互作用から、統合失調症という疾患単位は在るという事実が生まれた。そこから連なる治療文化の流れが現代の精神科臨床の土台をかたちづくっている。そのようにして精神疾患病名は生まれ伝えられてきたのだがＤＳＭはその流れを分断し、疾患単位をもう一度バラバラにし、再統合したものである。それゆえ現代の精神科臨床には過去から伝えられた治療文化の流れと人工的に合成されたＤＳＭとがある。そしてＤＳＭ診断と向精神薬による治療とが優位になってきている現在、もう一度、治療文化の流れに回帰し、実感と中身のある精神医学を取り戻す意味で、中井の個人症候群からヤップの文化精神医学へと遡行してみたい。

何故、今、個人症候群なのか？

個人症候群は中井久夫が、その著『治療文化論――精神医学的再構築の試み』(中井 1990) で提唱した概念である。精神疾患を普遍症候群、文化結合症候群、個人症候群に分け、普遍症候群はＤＳＭ診断にのってくるような生物学的病因を隠し持っているであろう疾患群である。代表的には統合失調症、躁うつ病などである。文化結合症候群はアイヌのイム、マレーシアのラターなど民族文化に特有の症候群である。普遍症候群と文化結合症候群は精神医学史においてクレペリンを源流と

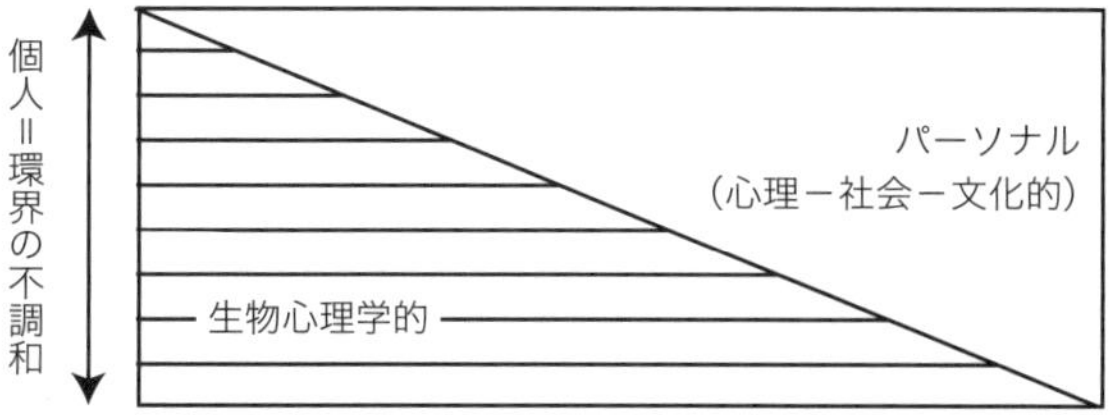

図1　異常性への２つのアプローチ――生物心理学と個人的アプローチ

し、文化結合症候群はクレペリンがジャワのバイテンツォルグ（ボゴール）精神病院でラターなどのジャワの文化特有の症候群を知ったことに始まる。その後、西欧の植民地政策と同伴し調査され各地での文化結合症候群が報告されてきた。それらに対し個人症候群は中井がヤップの*Comparative Psychiatry*（Yap 1974）（比較精神医学）とエランベルジェの『エランベルジェ著作集1・2・3』（エランベルジェ 1999-2000）『無意識の発見』（Ellenberger 1970）を基に発想したものである。個人症候群の最初の記述のある中井の『治療文化論――精神医学的再構築の試み』にその発想の軌跡がある。その軌跡を追ってみたい。

　クレペリンに始まる精神医学の歴史には、当初、普遍症候群と文化結合症候群だけがあった。比較文化精神医学者であるヤップもまた典型的・普遍的症候群と非典型的文化結合症候群との二大別を承認している。ヤップは比較精神医学のdyscrasia*注（個人と環界の不調和）としての病いの章で図1を示し、dyscrasia（個人＝環界の不調和）には生物心理学的な部分とパーソナル（心理－社会－文化的）な部分とがあり、図の左から右へ移行するにつれ生物心理学的な部分は減少し、パーソナル（心理－社会－文化的）な部分は増加するとした。ここに初めてパーソナルという言葉が出てくる。パーソナルとは心理と社会と文化の結びついたものとしている。また、ヤップはdyscrasiaからの回復過程の図2において、生理心理学的病い＝普遍的疾患とし、パーソナルな病い＝文化結合的症候群としている。ここにパーソナルな病いが文化結合的症候群と一体化していることが現れている。普遍症候群、文化結合症候群、個人症候群三つのアスペクトの片鱗が現れている。ここで重要なことは普遍的疾患は生理心理学的病いであること、パーソナルな病いは文化と密接な関係にあることである。中井の治療文化論はそこから次へと移り『個人症候群』という概念に向かって」という章になる。

そこでは中井と同じ奈良盆地で生まれた天理教教祖中山ミキの病跡をたどる。文化結合症候群としての神懸りである。それを中井はエランベルジェの「創造の病い」を借り、宗教的創造の病いとしている。奈良盆地の一角で江戸から明治への混乱期を生きた中山ミキが時代の影響を受けながら、バリントのいう困苦の「一人過程」を経て天理教を創出する物語を描き出している。ここに初めて中井なりの宗教的創造の病いが現れているのであるが、そのくだりを引用したい（中井 1990）。

平凡な農婦と見えた中山ミキは、忍苦が限界を超えた時、変貌する。仁王立ちになって「われは天理王命なるぞ」と宣言する。ここからすべてが始まるのだが、これは発病であろ

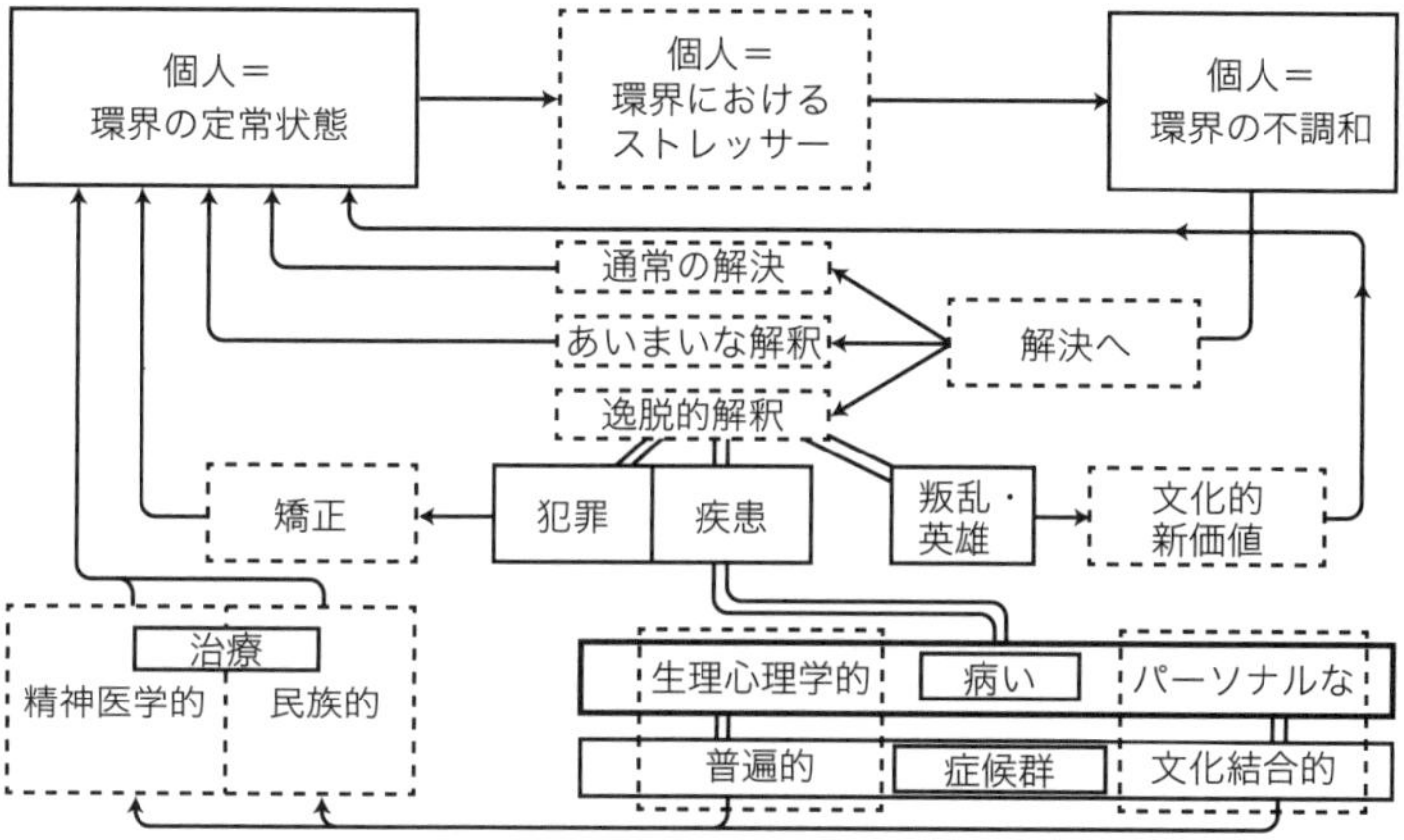

図２　比較精神医学のための図

うか。ある意味ではそうかもしれないが、同時に解消（すなわち解決Erlösug）ではないか。彼女の伝記で宣言の条を読むと、暗鬱な雲が一度に吹き払われて、明るい天地が眼前に開けた印象を持つ。バリント流に言えば、一人過程が終わって二人過程が始まる転回点である。バリントにあっては別物だった創造と病いとは、ここでは統合されて「創造の病い」となっている。

中井は中山ミキが天理教を創始した地から五〇〇メートル離れた地で生まれ育った。彼は「おミキ婆さん」の話を聞いて育ち、その地一帯に足裏による馴染みがあると記している。同じ奈良盆地に生まれ育った者の中で何故「おミキ婆さん」だけが開祖となれたのかという疑問を抱き続けたであろう。その疑問がエランベルジェの創造の病いとの類似性に気づいたとき解消された。創造の病いが科学的分野を超えて宗教にまで越境しうることを見出し、そこに個人症候群への発想の萌芽がある。

その文脈から、中山ミキの例から引き続いてエランベルジェの科学的「創造の病い」が挙げられている。エランベルジェはフェヒナー、フロイト、ユングを創造の病いであるとしている。「創造の病い」は中井の要約によると、抑うつや心気症状が先行し、「病い」を通過して、何か新しいものをつかんだという感じと、それを世に告知したいという心の動きと、確信に満ちた外向的人格という人格変容を来たす過程である。「通常科学者」が「創造の病い」を経過して「パラダイムをつくる科学者」となる。なんらかの形の意識混濁を伴い、過去と現在と未来が一望の下に見える、その中で「思いがけないものの結合」が起こる。

そして『『妖精の病い』と神話産生機能」の章が続く。ある女学生に夜な夜な妖精が訪れて、対話するという症例である。エランベルジェの「精神療法の再建のためには、今忘れられている、無意識の持つ神話産生機能に注目しなければならない」と言っていることにふれている。

そして以上のことを考えあわせ「個人症候群」概念導入の試みがなされる（中井 1990）。

これらの「病い」（宗教的「創造の病い」、科学的「創造の病い」、「妖精の病い」）は文化結合症候群であろうか、あるいは普遍症候群に入るのであろうか。いずれのことばでもある程度は事態を語りうると思う。しかし語りつくせはしない、とも思う。……私はここで、「普遍症候群」と「文化結合症候群」の他に「パースナルな病い」、すなわち「個人症候群」をあえて樹てようと思う。「個人症候群」の代表的な一例は「創造の病い」である。……すでに「思春期危機」「例外状態」などの古典的な名称があって、これらは用例に徴すれば実は「個人症候群」のために準備された容器である。

精神医学は精神を対象としている。内科などのその他の諸科は肉体を対象としている。肉体であれば生物学的アプローチでその疾病に対処できる。肉体は人間であれば同じ構成を持っていることから全世界の人類に対し普遍的に診断治療ができる。しかし、精神は肉体を基盤とするが肉体そのものではない。生物学的病因が見つかれば直ちに世界人類に診断治療を普遍化できるのであるが、それは精神医学においては未だにできていない。そうなるように努力しているのが現状である。精神医学は精神という肉体を基盤とするあるものを対象とするがゆえに普遍化ができていない。生物学的精神医学は精神と肉体との関係が明らかになるにはこれからも極めて長い時間がかかることを考慮していない。例えるならばパソコン画面の図を見出すためにパソコン本体をいくら分解していってもその図の現れることは解明できないことに似ている。記憶媒体の中まで追っていってもそこには画面上の図を示すものはない。ソフトウェアはハードウェアを基盤としているがそれらはまったく違うレベルのものだということを認識しなければならない。精神をそのままソフトウェアに類似のものとすることはまったくできないが、肉体と精神の関係がハードウェアとソフトウェアの関係にヒントを得ることができるとは言えるであろう。精神に人類共通の形はないであろうことは、生命に近い衣食住については共通点があってもその文化的表現形態はさまざまであり、言葉が共通していないことからもいえるであろう。もちろんチョムスキーの生成文法は、全ての人間の言語に「普遍的な特性がある」という仮説を基にした言語学であり、その普遍的特性は人間が持って生まれた、すなわち生得的な、そして生物学的な特徴であるとする言語生得説を唱え、言語を人間の生物学的な器官と捉えたものであることから言語の基本的特徴は類似している。しかし、それらの言語の表現型は国や民族の違いでまったく異なる。精神は生物学的基盤から離れるほど自由に変化する。このように普遍的なかたちをもたない精神を相手にして疾病分類をつくること自体が極めて困難なことである。

サリヴァンは精神について婉曲にではあるが、次のように表現している（Sullivan 1956）。

人間は動物ではないが、動物として生まれる。この動物がホモ・サピエンスという種を構成するただの動物にならないで人間に転換するのは、大量の文化を同化し、文化の一部分と化することによってである。ここで文化とは、この世界における人工的なものすべてである。

サリヴァンは『精神医学は対人関係論である』（Sullivan 1953）の中で、人間は授乳を始めた時から人間相互関係により情愛や信号のやりとりが始まり、言語獲得、幼少期のギャング集団形成、前思春期などを経て対人関係を通して精神が発達してゆくとしている。精神とは何かという問題はあまりに大きい。ここでは発育に伴い対人関係をとおし言語をはじめとする文化を同化した結果できてくるものとするにとどめたい。ただ、精神をこのようなものであるとするならば、個人の精神誌を深く掘り起こすことが精神の異常を理解するために求められることが明らかである。ここに個人症候群がうち樹てられる根拠がある。中井の個人症候群の淵源にはサリヴァンの発生学的精神医学がある。

さらに、中井はエランベルジェの『無意識の発見』ならびに『エランベルジェ著作集1・2・3』の翻訳をとおして力動精神医学による個人の内面深くへの探求、創造の病い、神話産生機能などに触れ、さらに自身の『西洋精神医学背景史』（中井 1982）で正統精神医学と力動精神医学の流れを研究し個人症候群の概念まであと一歩のところまできていた。そこから一歩進め、中山ミキの病跡を経て、「宗教的創造の病い」、「科学的創造の病い」から個人症候群は発想されたものであろう。

中山ミキの病跡が重要であるのは、個人の内面における観念の大掛かりな組み換えは精神の生物学的基盤から遠いところで行われ、そのとき明らかな精神的変調が観察され、人格の変容も認められるからである。生物学的基盤から遠ざかるほど精神の病いの普遍性は薄れ、個人症候群の色合いを濃くしてゆく。「科学的創造の病い」もそれまでの科学研究の大きな流れに身を浸し、そこからそれまでありえなかった新たな科学的創造、科学的観念の凝集体を創りあげるのだが、科学的観念の大幅な組み換えを要する。それは「宗教的創造の病い」にも比する精神の大仕事であり精神的病いの様相を呈する。しかもそれはその科学者だけに起きることでありきわめて個人症候群的である。

このような個人の精神誌に深く根差す精神症候は普遍症候群に対するようなＤＳＭ診断治療マニュアルでは対処できない。個人症候群に対処しうる治療文化を必要とする。かつては力動精神医学がその一部を担っていたが、有閑階級の消滅、薬物療法の隆盛、ＤＳＭ診断の広まりなどからその姿は消えつつある。個人に深くかかわる精神症候はＤＳＭの枠内から漏れ出し溢れている。個人症候群を追っていくためにここで文化結合症候群の消褪について考えたい。

文化結合症候群の消褪

中井は「三つの症候群（普遍症候群、文化結合症候群、個人症候群）はそれぞれ一つの相《アスペクト》（見方）であるともいえる。同一症例を、どの相から見てもある程度は記述できるというわけだ。しかし、また、いずれによっても完全には記述できない」としている。この中で文化結合症候群について一九九〇年の岩波同時代ライブラリーの付記に次のように記している。

マーフィの「比較文化精神医学」は、文化結合症候群とは、実は文化変容の一過程において発生する、その意味ではほとんど普遍症候群であることを、旧オランダ領東インドすなわち現インドネシアの文書にあたって明らかにしたものである。わが「イム」も、またアイヌ民族に特有なものでは全然ない。そのことは高畑直彦先生の『イム』——残念ながら非売品である——に照らしても明らかである。とくに蛇恐怖と結びついて生じるこのパニック障害は、メキシコの「ススト」、インドネシアの「ラタハ」と同じものの変種であるが、アイヌ民族に限らず、シャモ（ヤマト人）あるいは朝鮮民族にも発生していることが明らかにされたのである。

ここでは文化結合症候群が普遍症候群にきわめて近いものであるとされている。しかし、アイヌのイムを詳細にみてゆくと、アイヌの文化の中に驚きやすい女性、解離を引き起こしコントロールする儀式行為、蛇に関する恐ろしい俗信、イムを導く者などの複合的な文化装置があったものが、和人に同化されるときの強いストレスと複合的文化装置の破壊があり、驚きやすい女性が蛇の刺激を受けたときそれに引き続く解離をコントロールできず意識野の解体を引き起こし、一見、非定型精神病像を示す。これはインドネシアのラターにもいえることであり、イム、ラターなどの文化結合症候群は文化的条件が同じであれば世界中どこでも発生する可能性がある。だからといってそれが生物学的基盤に近い普遍症候群ということはできず、文化結合という単純な図式にも乗らないものであると理解すべきである。

今、世界はインターネットで繋がり、世界中、よほどの秘境でないかぎりどこへでも二四時間以内に行くことができる。このように緊密に繋がった世界では文化特異性は溶解してしまっている。その意味でも文化特異的な文化結合症候群は消褪している。

しかし、『ヘルマン医療人類学』(Helman 2007)には文化結合症候群について次のように書かれている。「『文化』は決して均一でないうえに、ある特定の時間・場所・社会環境というコンテクストにおいてこうした症状が起こる傾向があるために、これを『コンテクスト結合障害』と称してもよいだろう」。このようにヘルマンも指摘しているように、文化を文脈の束と考えると文脈結合症候群としての文化結合症候群は今も健在である。

ヤップも指摘しているが、アングロサクソン社会での「ホモセクシュアル・パニック」は二〇世紀中後期には、「白人男性は男らしくあれ」という強い文脈から必然的に導き出されるホモセクシュアルがタブーであるという無言の要請からの逸脱への恐怖からのものであった。それが同性婚が許される州も出てきた現在、ホモセクシュアルがタブーという文脈が消え、同時に「ホモセクシュアル・パニック」は消滅した。それと対応するとされた日本のインセスト（近親相姦）恐怖も性に関する規範の崩れから現在は消滅している。

以上のように文化結合症候群とされてきたものは詳細にみてゆくと文化変容に伴う非定型精神病とみえるもの、強い社会的文脈からの逸脱への恐怖から発症するもの、エクゾティックな文化が保たれていてそこでの文化装置によって発生するものなど種々のものがある。そこにあり続けるものは、文化を文脈の束とみるならば、文脈の束に囲まれた個人の精神誌である。

先にサリヴァンの文化の定義を引用した。「人間がホモサピエンスになるのは大量の文化を同化し、文化の一部分と化することによってである。ここで文化とは、この世界における人工的なものすべてである」というものである。「それと文化とは文脈の束である」という定義とはどこで重なり合うのだろう。人工物、例えば箸は、芋を洗う猿がその文化を真似することで継承してきたように、その使い方を幼い頃、親から教えられて初めて使えるようになる。その使い方は主に言葉によって伝えられる。文脈によって伝えられるといえる。箸は製作者がおり、その人はその師匠から学ぶことで製作できるようなった。そこには作り方という文脈の伝授がある。人工物は文脈の束としてある。

制度やしきたり、踊りの流儀、料理の仕方などほとんどの文化的なことは文脈の形で伝えられる。文化の基底をなすといえる人工物である言語もそれが活動するときは文脈となっている。そしてまわりのものすべては文脈の束として現出している。人工物の一部分と化するとき文脈の束に一体化している。文化結合症候群を引き起こした強い物語も人工物であり文脈である。その文脈に一体化し文化結合症候群が出現する。

文化結合症候群が幻であり、文化を文脈の束と捉えるとき、先の精神症候を三つのアスペクトからみるというありかたはどうなるのであろうか。そのことのヒントとなりうるものがヤップにある。ヤップには三つのアスペクトから精神症候をみるという方法論はなかった。そのかわり、すべての精神症候は、生物心理学的病いからパーソナルな病い（ヤップは個人症候群をこのように表現していた）に至るまでのスペクトルにおいて、文化の関与を逃れえないとし、すべてを文化結合症候群とみなしていた。そして生物心理学的側面が減少するにつれパーソナル的（心理―社会―文化的）側面が増加していくとしている。パーソナル的（心理―社会―文化的）であるとは個人の精神誌が文脈の束に一体化していることをいう。

先に示した図1は中井の普遍症候群、文化結合症候群、個人症候群の三つのアスペクトの原型となった可能性がある。ここで文化を文脈の束と考えると、すべての精神疾患は生物学的要因と文脈の束と個人の精神誌の中にあり、普遍症候群から個人症候群へと移行するにつれ生物学的要因は薄れ、文脈と個人の精神誌の影響は増えていくことになる。純粋な普遍症候群は文脈と個人の精神誌の影響をほとんど受けず、生物学的要因からのみとなり、純粋な個人症候群は文脈の束と個人の精神誌そのものである。

名だたる文化結合症候群が消褪した現在、ヤップの図へ原点回帰し、すべての精神疾患は生物学的要因と文脈の束と個人の精神誌との結びつきがあり、普遍症候群から個人症候群へのスペクトルにおいて前者から後者に向かって生物学的要因は弱まり、文脈の束と一体化した個人の精神史は強まっていく。そのように精神疾患をみるときどのようなものがあらわれるのであろうか。

ヤップへの回帰と個人症候群

中山ミキの病跡は、奈良盆地という地誌的宇宙と江戸から明治への時代背景と家族と信者などすべての文脈の絡みが彼女の一人過程を包み天理教が生成したことを生き生きと表現している。そして文脈の中の個人の精神誌というヤップの文化精神医学を体現している。もちろん中山ミキの生涯と天理教の成立は多くの研究がなされ、それをもとに彼女の精神誌と文脈が語られうるのは当然である。しかし、中井は思春期危機、例外状態なども個人症候群であるとしている。宗教的創造の病いと思春期危機はどのようにして一つの枠組みに収まりうるのであろう。

ここで再び個人症候群とは何かを問い直したい。個人症候群として挙げられるものが、中山ミキの宗教的創造の病い、教祖誕生にまで至らなかった症例、フロイト、ユング、フェヒナー、ウィーナーなどの科学的創造の病い、例外状態でパノラマ現象の起きる例、妖精の病い、思春期少年グループの中の思春期危機と集団力動による治癒、力動精神医学におけるフロイトの症例、まだまだあるがこれらに共通するものとは何であろう。一つには生物学的要因の希薄さである。生物学的要因が強ければ強いほど普遍性が増し、個別性が減弱する。個人症候群は個別性がきわめて強いものである。二つ目に、発症したものを取り巻く少数の熟知者がいること。熟知者による症候の発見と治癒への寄与が重要である。発症者を取り巻く熟知者の集団力動の関与。ここには知識として知っていることと以上に情動的関与が求められる。力動関係の本体は集団的情動の関わり合いである。フロイトが狼男との関わりから、その運命も変転していったことが述べられているが、これは発症者との関わりにおいて周りの者たちも情動の深いところで影響を被ることを示唆している。三つ目にバリントの言う一人過程を経ること。宗教的創造の病いにおける中山ミキの新たな宗教を創造するときの内部での観念の発酵、ならびに科学的創造の病いにおけるパラダイムを転換させるほどの発見にいたる内部での観念の発酵。また、妖精の病いにおける幼少期のお伽話で出会った妖精の観念が凝集し解離し独り歩きするという一人過程がある。そこにはサリヴァンのいうパラタクシス期（自閉言語期）の幻想的他者との対人関係が残存しているともいえる（Sullivan 1953）。そこに至るには一人過程が重要である。

以上のことを見渡すと、（1）生物学的要因が希薄であること、（2）熟知者が発症を知り治癒に関与し熟知者の集団力動が重要な役割を果たすこと、（3）一人過程による観念の熟成期間があること、これらの三要因が抽出される。

これをヤップの文化精神医学的観点から捉えるとどうなるだろう。生物学的要因が希薄であることはヤップのパーソナルな病いに繋がる。熟知者の集団力動の中で捉えるには発症者を包む文脈の束を把握することが求められる。一人過程に対しては個人の精神誌を記述することが必要である。個人を包む文脈の流れと精神誌の記述が求められている。このヤップの文化精神医学を日常臨床に持ち込んでみたい。

これら三要因をもつ個人症候群は中山ミキしかり、妖精の病いしかり、思春期危機しかり、例外状態しかり、どれも医療現場にはあまり姿を現さないものたちである。そこに医療が関与する隙間はあるのだろうか。関与するとするならどのような形であろうか。熟知者の集団力動という観点からまず切り込んでみたい。中井は「個人症候群」は直接熟知しているか、熟知者を介した（広義）の熟知者によって認識され治療されるとしているからである。ここで熟知者を近親者や友人に限定すると個人症候群もその治療も成り立たなくなる。それは個人症候群が医療現場には姿を現さなくなるからである。中井は発症した一人の少年と彼を取り巻く少年群の集団力動を描き、そのような集団力動の変化が治癒へと向かわせる力をもつことを例として挙げている。熟知者の小集団内における発症者の精神誌とそれを横断する文脈の変化を中心から少し離れた少年が調整役となることで文脈変換を起こし治癒へと向けていった。そのような治療を医療現場に持ち込むことができるのであろうか。医療と結びつきうる場合とはどのようなものであろう。

中井の紹介する岩村昇のネパールでの体験が示唆を与えてくれる。個人症候群と医療の橋渡しをする重要な部分であるので、『治療文化論』からそのまま引用したい。

精神科医という職業集団内で流布している小話がある。若い時のほうが診断がうまく、中年になると診断の切れ味がわるくなり、代わって患者の生活が見え出す。さらに老年に近づくと、診断は全くといってよい程つかなくなり、その代わり、患者の状況と人となりが見えてくる、いや、診断もつかず、人柄も状況もそう分からない（定式化できないという意味である）のに何となく治療ができる、とさえいう。これは、自嘲でも、風刺でもありうるが、おそらく事実である。若い時は、普遍症候群しか見えず、中年になると状況——すなわち文化依存性がみえて来て、さらに進むと個人症候群として見えるという含蓄がある。

似たことが、異文化に外国人治療者として近づく時にも起こるらしい。例は精神医学ではないが、ネパールの山村で十数年医療に当たってきた岩村昇・元神戸大学教授の直話である（図3）（中井 1990）。

図3　ネパールにおけるI氏医療の段階

近代医学による外来者の医療

岩村昇の統率する近代的医学陣、医療機器、医療イデオロギーによる、《宣撫》医療。スピーカーで村人を集める。少数の患者が、はじめはしぶしぶ、次いで、わんさとエックス線をかけにくる。

⇩

ドクターは、結核患者が絶望的に多いのを知る。村人は「エックス線」をかければ病気が治ると思っている。

ドクターの絶望

⬅

外来ドクターのイニシエーション体験

ドクターはその国の研修医をつれて指導中、細菌性赤痢にかかる。

⇩

ドクターの困惑、ほかにドクターはいないし、医療材料もない。

⇩

村長にあう、村長は窮地のドクターに「アプノ・マンチェ」（身内）の待遇を与える。

⇩

ドクターは「日本の医学博士」の面子を捨てて呪術医（ふだんは農民）の治療を受けて――治る！

⇩

ドクターの開眼

⬇

開眼と受容

呪医と村長に村の病人を教えられる。彼らは村のすみずみまで、何代以前まで、各家の疾病状況を知っている。

平行（共業）医療

ドクターは呪医にみちびかれて、「村の病人」が《みえ》はじめ、どこからどう治療していったらよいかという戦略が立ちはじめる。試験的に医療をする。呪医は呪医で治療している。

⇩

ドクターと呪医の接近

呪医はドクターに病人を教え、病人は呪医の紹介と臨席によって安心する。呪医はドクターから少しずつ医療知識を学びはじめる。

⇩

協力治療

呪医の治療にドクターが技術的に協力し、その他に助言や助力をする。呪医の治療力があがる。ドクターも協力者・補助者となって治療効果が目にみえて上がる。

⬇

相互の友好的「征服と融合」

村の結核は減りはじめる。ドクターは、結核孤児を養子にとりはじめる。

老精神科医には患者の状況と人となりがみえてくるということが、個人症候群としてみえてくるということだとは、経験を積むほどに、診療している地域の文脈を知悉するほどに文脈の流れの中に患者の精神誌が浮かんでくるということである。さらに岩村の事例は、ネパールの地元の呪医は患者の数代先からの事情や状況を知悉しており、その呪医と協力することで地元民の結核が減っていったことを示している。ある意味、呪医は村民を個人症候群としてみており、その視点が岩村の視点と重なることで村民の安心感と治療の道筋が見えてきたといえる。

アーサー・クラインマンは台湾の事例で呪医はすべての村民を治癒させることができたのに対し、西洋医はまったく治療できなかったことを述べている。なぜ呪医は治すことができるのかが疑問であるとしている（Kleinman 1980）。その答えが岩村の事例にある。村を流れる文脈の束を知悉するものが呪医である。個人の精神誌も知り尽くしている。そこでの村民の変調はその中で理解され解きほぐされる。そこに西洋医が普遍症候群としての視点を加えることで村民の結核は減少する。個人症候群は熟知者によって治癒されるという中井の見立ては、呪医と西洋医の協同によって達成されるということで医療へと広がっていく。

地方の小都市で精神科クリニックを長年営んでいると、そこに住む人々の事情や状況を知悉するようになり、来院する患者の文脈が手にとるようにわかってくる。ネパールや台湾の呪医と似た立場となる。文脈に包まれた個人の精神誌があらわれてくる。個人症候群としてみえてくる。患者を包む小さな力動関係の片隅に入り込み力動関係を調整しながら患者を診てゆく。ここに個人症候群に医療が入り込む隙間がある。

実地臨床と個人症候群

実際の精神科臨床では短い時間での診察で個人の精神誌と文脈を把握しなければならない。そして精神科医は町の呪医として擬制熟知者となって関与する。そのようなアプローチで個人症候群が浮き出てくることを示したい。次にあげるのは一度だけの診察で終了した症例である。

症例（1）W・N、二三歳、男性。「精神がおかしくなったので」という理由で受診。正月明け早々の一月八日に受診した。次のように語った。「ラーメン屋のバイト先で二つ下の後輩に嫌なことを言われ落ち込んだ。元気を出そうと思うが気分が落ち込む。仲の良かった後輩もいるが、その子にも仕事を辞めれと言われ気分がさらに落ち込んだ。バイト先の人間関係にもストレスを感じる。仕事中どうしていいかパニックになり自分自身が嫌になる。一二月下旬に市立病院のメンタルケア科を受診したが、そのときは少し頑張れそうだったので聞かれたことに対して嘘をついてしまったため、特に処方薬は無かった。一二月二八日より仕事に行きたくないと思ったが休めず、三一日より休んでいる。昨日から少し気分が良く話ができる状態になっている。話ができなくて、メールもできなくて、友達何人減ったんだろう。遊ぶことになっていたのに行けなくて」。最初話を聞いているど同僚との関係の問題化からストレスを受け抑うつ的になっているのかと思った。そのラーメン屋は私も何回か行ったことがあり、薄いスープと、接客があまりできない若者たちが働いていた。経営的にかなり厳しく従業員の関係も難しそうであった。たしかに、そこで働くことはストレスがかかりそうであった。しかし、大学卒業後なぜラーメン屋でアルバイトをしているのか不思議に思い、経歴を聞いていくと、市内の進学校を卒業後S市の私立大学を卒業しバイトしながら市役所を受けたが落ちたことがわかった。進学校からS市の私大に進学したのであるが、公務員試験に一回で受かるには難しいレベルであると思われた。意識の表面には現在勤めているアルバイト先のことばかりが話題にのぼるが、実は、就職問題が別の文脈として流れており、サリヴァンのいうところの選択的非注意の状態にその文脈は陥っていると思われた。公務員になりたいのであろうが、実力的にかなり困難であり、アルバイトと遊びに逃避している姿が浮き出てきた。そこから、今、一番重要なことは公務員試験に向けて勉強することであり、同時に、他の就職先も模索することであろうと強く忠告した。はじめは怪訝な表情さえ浮かべていたが徐々に本当の問題へ意識が向くようになり、「就活しなければならないのにできない、焦りが根本にある」と言うようになり、就職問題が話題となっていった。受診はその一回だけであった。

症例（1）は、DSM診断治療では適応障害あるいはうつ病エピソードの病名となり、それに伴う抑うつ状態に対して抗うつ剤が投与されることとなるであろう。しかし、ヤップの文化精神医学の観点からは、公務員試験に失敗しアルバイトに集中していたのだが、心の深層では就職問題について煩悶していてそのことについて選択的非注意の状態であり、その文脈を掘り出すことで焦りの原因に注意が行き渡るようになり、冷静に問題に取り組めるようになり、縺れた文脈を解きほぐすことで冷静になっていけるようになったといえる。DSMでは見えなかった心のあり様がヤップの文化精神医学的観点からはうかがえるようになる。簡単な精神誌に二つの文脈が絡む個人症候群として捉えることが可能である。生物学的要因から離れるほど文脈と精神誌からみえてくるものが大きくなる。

さらに文脈が縺れた症例について考察をすすめたい。これは嫁と姑を包む文脈がぶつかり合い、不思議な事態が理解可能となった症例である。

症例（2） Y・A、七七歳、女性。九月に娘二人と来院時、次のように語った。「今年五月に老健施設に入所した。夫は三三年前に五六歳で亡くなった。婿養子で実家の寺を継いでくれていた。息子がその寺をさらに継いでくれた。息子夫婦と男ばかりの孫三人と本人で暮らしていた。一番上の孫は市内進学校の二年であるが、気に入らないことがあると暴れる。息子の住職が止めようとして階段の五段目のところから突き落とされた。何分も倒れたままだった。嫁もそれを見ていたが傍へ駆け寄ることもせず、黙って見ていた。それを見ていてつらくなった。三月頃に家を出て近くに一人で暮らす次女のところに行った。二カ月娘のところにいてから老健施設に入った。八月末から体がこわい。近くの内科で点滴を受けたが良くならなかった。めまいは耳鼻科で良性頭位眩暈症と言われた。今は体調が良くないので、また、次女の家で暮らしている。去年、乳がんがみつかり手術した」。

診察が終わってから看護師が数年前にそのお嫁さんが受診したことを思い出した。その時のカルテを取り出してみた。

症例（3） Y・H、四四歳、女性。症例（2）Y・Aの受診した三年前のカルテからの記載。その年の七月二九日受診。夫は住職。中二の息子、小六の息子、自閉症の小二の息子と姑とで暮らしている。「よく眠れない。気持ちが不安定。行動するにも時間がかかる」とのことで来院。次のように語った。「もともと威圧的な態度の夫だったが、六月二三日、今まで見たこともないほど大声を出し、椅子やテーブルを壊した。その後からずっと緊張している感じで突然涙が出たり、家事をする気力がなくなった。その暴れている姿を中二の長男がビデオで撮影していた。その後から長男は刃物を持ったり、壁に穴をあけたり、クローゼットをこわしたりするようになった。自分でもイライラをおさえられないと泣くこともある。水泳を頑張っており七月の全国大会に出場を決めた。夫は暴れたその日からキャンピングカーでどこかへ出かけ七月一九日から家に戻っている。夫がいる時や、子どもが暴れたとき、首のうしろが熱くなる感じがし、歩行時右側に引っ張られる感じがする。横になるとグルグル回る眩暈が出現する。夫に殺されるのではという恐怖心もあり夜も寝られない。姑に今の家庭環境は子どもたちにもよくない、第三者に入ってもらったほうがよいと言われ夫も同意し離婚調停になる予定。姑が夫のことを精神的におかしいと思い、夫の友人である精神科のM医師に相談したが、夫婦げんかの延長ではないかと言われた」。夫が本人に対し暴力的でありそれを止めようと長男がビデオで録ったり、止められない自分にいらだち壁に穴をあけたりの暴力を振るうようになったと考えられた。もっと以前からの問題もあると思われた。住職の妻は言う。「二年前の東日本大震災があったとき、毎日一〇〇回謝ることを一年半やらされた。そのころ別居の話が出た。義父は夫が二〇歳のときに亡くなった。静かな人だった」。長年にわたる心理的身体的家庭内暴力があり、彼女が三人の子どもたちのために耐えてきたことがわかった。このことがカルテからわかって後、姑である症例（2）Y・Aが一週間後に娘二人と受診した。息子の住職の暴力の問題をどう思っているかを聞くために、孫の暴力の原因は何であると思うかを尋ねた。そうすると嫁の孫に対する態度が問題だと言うばかりで息子の住職の暴力については全く語らなかった。一緒についてきた娘二人もそのことには一切ふれなかった。すべてを嫁と孫のせいにしていた。

姑の症例（2）および嫁の症例（3）をDSM診断するとやはりうつ病エピソードとなるであろう。そして抑うつ状態に対し抗うつ剤の処方ということになる。それも軽度のうつ病であるとみなされる。しかし、ヤップの文化精神医学の視点からは文脈と個人の心性が浮かんでくる。

当院へ嫁が三年前に受診し、今回姑が受診した。姑の話からは孫が一方的に息子の住職に暴力的になり階段から突き落とし、息子がそのままうつぶせに倒れたままでおり、嫁は駆け寄ろうともしなかった。嫁はおかしいという話であった。孫も本当に困った子だということだった。そこには息子である住職の嫁に対する暴力の話はまったくなかった。階段から突き落とされうつぶせに倒れている住職に誰も近寄ろうとしない不思議な光景がそこにあった。それが、三年前に嫁が受診したときのカルテを開くと、住職の嫁に対する激しい暴力があり離婚の話まで出ていたことがわかった。そのような暴力をふるっていた住職が息子に負け、どうすることもできずうつぶせに倒れたままいたことがわかった。息子のほうが強くなってしまったのだ。この権力の交代の場面が住職のうつぶせのときの光景であった。そして、姑も小姑も嫁と孫だけが悪者であると言い張っていた。嫁のどうしようもなく孤独でつらい立場であることが浮き彫りになった。それは、嫁の文脈と姑の文脈がぶつかり合い真実が露になったことで明らかにされたことである。この家族の根深い問題は全員の文脈が絡まりあうかたちで続いている。そのもつれを解すことは難問中の難問である。表には現れてこないが、最も問題となる個人症候群は住職である。孫は母親と住職との狭間で苦悩している。そして本当に重症なのは姑である可能性がある。他者を狂気に陥れて自らの正常（？）を保つタイプであるかもしれない。嫁はこの家族の中でなんとかまともであることを保とうとして押しつぶされかけている存在であろう。病んだ家族の力動体制のなかで個々の個人症候群が現れてくる。ヤップの文化精神医学的対処としては、受診している住職の母親に対し、住職についてまったく関与していないとしていることは異常であることをつめてゆき、住職に問題はないのかを確かめてもらう作業、嫁に対する異常な見方について、せめて現実感を取り戻すことを試みる、孫の行動は突発的な異常行動ということで捉えてよいのか、何か原因となることがあるのではないのかと問いかけていくことなどが治療のとっかかりとなるであろう。ここでもやはり個人症候群としてみることで全く違う景色がみえてくる。

上記三症例はきわめて個人症候群的色彩の強いものであるが、日常臨床では普遍症候群と個人症候群の入り混じった、互いに影響も与えあう症候がほとんどである。そのような例をひとつ挙げてみたい。

症例（4） K・S、八一歳、女性。三月に一〇〇キロくらい離れた中都市に住む娘と受診。本人は旧産炭地の山間の町でひとりで暮らしている。前年の一二月に夫が亡くなり、四九日頃まではしっかりしていたが、その後、徐々に調子が悪くなった。二月頃から家の周りの水が気になるようになった。雪と雨のせいで車庫に水が入り、家の中にも水が入るのではないかと心配するようになった。家が水に浸かると大切なものがすべてダメになると心配し、動悸、体の震えがでる。意欲低下もひどく家事もできなくなってきた。家から外へも出たくない状態である。何を言っても家が水に浸かったらどうしようと考えてしまいふさぎ込んでいる。

本症例はDSMでは妄想性障害、あるいはうつ病エピソードなどとなるのであろうか。強固な水に対する思いは妄想と言ってよく普遍症候群に組み入れられそうである。それと同時に夫が亡くなってからのことであり、心因があり、一人暮らしの不安などの要因も強く、個人症候群の傾向も否定できない。二つの中間くらいに位置するようである。

ここでもう一度ヤップの図1を見てみよう。左へ行くほど生物心理的傾向が強く、右へ行くほど個人的（心理－社会－文化的）側面が強くなる。それはdyscrasia（個人＝環界の不調和）の中身の比率である。すなわち左に行くほど個人と環界との間の不調和の中身は生物心理学的傾向が強く、右に行くほど個人＝環界の不調和の中身はパーソナル的（心理－社会－文化的）となる。中井の用語では精神的病いは左に行くほど普遍症候群の傾向が強く右に行くほど個人症候群の傾向が強まるということである。症例（1）（2）（3）は図の右端へ行き症例（4）は図の中間あたりにあるといえる。すべての精神疾患は左から右への普遍症候群から個人症候群へと至るスペクトラムの間にある。DSMはスペクトラムの右にあるものも強引に生物学的要因から捉えようとするために診断が平板化してしまう。ヤップの図に従い普遍症候群の傾向と個人症候群の傾向を塩梅しながら診断治療することが精神科臨床の幅を広げる。

エランベルジェの逆理

ここで普遍症候群を少し整理してみたい。世界中に普遍的に同じくらいの確率で発症するものを普遍症候群とするならば間違う可能性がある。適応障害は普遍症候群として捉えられるが、企業での上司、同僚との人間関係の問題、パワハラの問題が基底にあり、その状況下ではどこでも起こりうるという意味で普遍的なのであり、生物学的要因が強いからどこでも同じような確率で発症するわけではない。適応障害は状況起因性という意味で個人症候群である。普遍症候群を生物学的要因が強いものと限定しなければ混乱してしまう。内因性精神病とされる統合失調症、躁うつ病などは生物学的要因がかなり強くそこに状況因がわずかに関与していると考えてよいだろう。ヤップのスペクトラムの図の左端は生物学的要因だけからなるものとし、右へ進むにつれ状況因が強まり、右端はパーソナルなものとなる。これを左端を普遍症候群とし、右に進むにつれて状況因と一人過程が強まって生物学的要因が弱まり、右端では個人症候群となる。そこには状況と個人の観念の生成を孕む精神誌だけがある。このようなことを踏まえるとエランベルジェの逆理が解けてくる。エランベルジェの逆理とは、次のようなものである（Ellenberger 1970）。

一元性を求める科学者にとって、人間の心の認識に二つの相容れざる接近法が同時に存在しうるということは衝撃的なことである。われわれは新しい力動精神医学の諸体系の自立性を葬り去って科学の一元性という原則を守り抜くべきなのだろうか？　それともこれらの体系（および今後もひきつづき生じるかもしれない諸体系）を存続させて、一元科学という理想などは浮世離れの高貴な夢とみなすべきなのだろうか？

中井は標準化指向型・近代医学型精神医学（これをＤＳＭ型精神医学とする）に今ある精神医学は収斂しうるかという問題に置き換えて考えている。ＤＳＭ型精神医学は、てんかんや中毒性精神病のように生物学的要因が明らかとなったものや、統合失調症やうつ病のように向精神薬の効果から神経伝達物質の関与であると想定されるもの、すなわちヤップの図で左側によるもの、適応障害や身体表現性障害など身近な状況因から出来するもの、ヤップの図では右側によるものとを、同列に列挙し診断治療を記述している。しかし、現代科学に収斂する医学とは分子生物学で説明可能なものまでに限られている。状況因から発症するものについては分子のレベルでも解明できない。量子物理学者デイヴィッド・ボームは「思考過程と量子過程は類似している」としている（Bohm 1951）。おそらく、心は量子レベルにまで至って初めて解明されるものであろう。その意味で医学を一元的に統一しようという科学の試みは分子生物学の領域までしか至っていないことからも、精神医学を一元的に統一することはまだまだできない。

個人症候群は生物学的要因から離れた、文脈と個人の精神誌の分野である。DSM精神医学の関与できない部分である。現代の精神医学を症状項目の選択と向精神薬の適用という索漠とした状況から蘇らせるためには、個人症候群を取り込んだ精神医学、ヤップの文化精神医学への回帰こそが、今、求められている。

＊注――dyscrasiaは本来廃語であり悪液質といった意味合いであった。ヤップは本文中でdyscrasiaを個人と環界との**不調和**と定義している。中井は破断と訳しているが、本論文ではdyscrasiaを個人と環界の不調和という意味で不調和と訳した。原文は次のように定義している――"The most basic meaning of illness is that of dyscrasia : a state of imbalance or disharmony arising from a disturbance of pre-existing dynamic forces in a stable field"（病いの最も基本的な意味はディスクラシアである。ディスクラシアとは定常状態にあるそれまでの力動的な力の動揺に起因する不均衡あるいは不調和状態である）。

†文献

Bohm, D.（1951）Quantum Theory. Prentice Hall.（林 武彦・井上 健＝訳（1964）『量子論』みすず書房）

Ellenberger, H.F.（1970）The Discovery of The Unconscious : The History and Evolution of Dynamic Psychiatry. Basic Books.（木村 敏・中井久夫＝監訳（1980）『無意識の発見——力動精神医学発達史』弘文堂）

アンリ・エランベルジェ［中井久夫＝編訳］（1999-2000）『エランベルジェ著作集1・2・3』みすず書房

Helman, C.G.（2007）Culture, Health, and Illness. 5th Edition. CRC Press.（辻内琢也＝監訳責任者／牛山美穂ほか＝監訳（2018）『ヘルマン医療人類学——文化・健康・病い』金剛出版）

Kleinman, A.（1980）Patients and Healers in the Context of Culture : An Exploration of the Borderland between Anthropology, Medicine, and Psychiatry. University of California Press.（大橋英寿・作道信介・遠山宜哉・川村邦光＝訳（1992）『臨床人類学——文化の中の病者と治療者』弘文堂）

中井久夫（1982）「西欧精神医学背景史」『分裂病と人類』東京大学出版会

中井久夫（1990）『治療文化論——精神医学的再構築の試み』岩波書店

Shorter, E.（2005）A Historical Dictionary of Psychiatry. Oxford University Press.（江口重幸・大前 晋＝監訳／下地明友ほか＝訳（2016）『精神医学歴史事典』みすず書房）

Sullivan, H.S.（1953）The Interpersonal Theory of Psychiatry. W.W. Norton.（中井久夫ほか＝訳（1990）『精神医学は対人関係論である』みすず書房）

Sullivan, H.S.（1956）Clinical Studies in Psychiatry. W.W. Norton.（中井久夫・山口直彦・松川周二＝訳（1983）『精神医学の臨床研究』みすず書房）

Yap, P.M.（1974）Comparative Psychiatry : A Theoretical Framework. University of Toronto

Press.
Young, A. (1995) The Harmony of Illusions : Inventing Post-Traumatic Stress Disorder. Princeton University Press.（中井久夫、大月康義、下地明友、辰野 剛、内藤あかね＝訳（2001）『ＰＴＳＤの医療人類学』みすず書房）

レジリアンスと地域文化精神医学

はじめに

　レジリアンスはもともと物理学における復元力といった意味合いであったものが、その後、精神医学へもちこまれたものである（加藤・八木 2009）。レジリアンスは一九七〇年代に不利な生育環境におかれた児童がいかにして健全な生育を果たすかという研究から本格的に問題として提起されてきた。それが一九八〇年代から精神疾患に対する防衛因子、抵抗力の意味に拡張され、さらに一九九五年頃にはＰＴＳＤからの回復についての研究へと敷衍された（Wikipedia／レジリエンス）。現在では様々な精神疾患からの回復力といった意味合いにもちいられている。そして生物学的研究も盛んに行われてきている。

　しかし、精神の回復は脳の神経細胞やシナプスの回復という方向からだけでは説明しきれない面もある。わたしは統合失調症者たちが共同作業所や共同住居でお互いに交流することで仲間意識が生まれ、その私的な間主観性（木村 1994）が育つことで不安感が減じ、幻聴などの症状も軽減していくことを経験した。地域での患者たちの微小文化が熟成拡大することで患者たちの病状は安定し社会復帰もすすんでいく。このことに関して論文を書いたとき（大月 2011b）、統合失調症者たちの精神の回復に寄与しているのは仲間意識ともいうべき私的な間主観性が育つことだと考えていた。しかし、総合病院精神科病棟で、深夜、患者たちと過ごした素《す》の時間（樽味 2006）の経験、診療所を開設し地域に棲み診療を行うようになってからの、孤立した統合失調症者から聞く孤独な深い苦悩とそこからの回復、不利な生育環境下で育った者の出会いによる心の回復などの経験を経て、私的な間主観性の育つことよりも深いレベルでの回復への要因があるように思えるようになった。素の時間の経験、統合失調症者の語り、不利な環境下で育った者同士の出会いの例を呈示し、深いレベルでの回復への要因について考察し、精神のレジリアンスについての考察をすすめてみたい。

素の時間

素の時間についての論考は、樽味が「慢性期の病者の『素の時間』」（樽味 2006）で行っている。われわれ精神科医はときどき患者の語りを社会的鎧を脱いで生のままの気持ちで聞くことがある。それは深夜の精神科閉鎖病棟のロビーでぽつねんと煙草を吸っている患者であったり、診療所のぽっかり空いた時間に訪れた患者であったりする。樽味はそれを素の時間と言う。「それは、聞く側に

『ピントが凄く合っている』と思わせるような、やりとりの自然な確かさを与える瞬間である。そしてそれらの後にしばしば、しばらく繋がっていく一定のすっきりした、あるいは少しだけ親密な時間である」（樽味 2006）。それは患者－治療者といった医療における関係や、男－女、年長－年下といった社会内の関係などすべての社会的に色づけされた鎧を脱ぎ去った後に残る素の関係での出来事である。

わたしが総合病院精神科を辞しクリニックを開業して一〇年ほど経ったとき、クリニックに、総合病院精神科に在籍していた時、何度も往診し入院させ、入院中深夜のロビーでたびたび話をした澤田均（仮名）から一〇年ぶりに電話があった。喉頭癌になりどうしたらいいんだろうといった内容の電話であった。突然のことに、懐かしさを覚えるとともに事態の深刻さに困惑した。彼は困り果て、素のままの自分をぶつけてきたようであった。彼の心情に直接触っている感覚であった。そこには素の時間、素のままの関係があった。社会的関係や統合失調症という病いをも超えた深い繋がりを感じた時である。しばらく話をし、すでに手術も決まっているとのことで、彼は気持ちの整理をし、落ち着きたくて、わたしの声を聞きたくなり電話したのだと了解した。おそらくこのときが素の時間だったのだと思われる。精神科へ長く入院している患者は社会的鎧を身に纏うことはあまりなく、そのかわり精神症状を身に纏っているのではないかと思うことがある。その症状の中にいることでなんとか自分を保っている。常同行為、わけのわからないつぶやき、吠え声など、それらは自分のまわりにテリトリーを形成するリトルネロ（Deleuze & Guattari 1980）のようである。彼らの素の時間ではその身に纏った症状までも一瞬脱ぎ捨てるように感じる。その過程を経たあとにはどこか通じ合う楽な感じがする。

このような素の時間は患者同士で持つことはさらにありうる。互いに統合失調症という殻を脱ぎ捨ててつき合うことができるからである。独居し幻聴にさいなまれつづけていた、向精神薬の増量もまったく効果のなかった患者が共同住居へ入居してから仲の良い友人ができ、いつも二人で行動するようになり症状が落ち着いていった。患者たちは互いの部屋を行き来し共に行動する中で単に仲間意識を醸成するのみならず、お互い統合失調症である苦悩を理解し合い社会的鎧、統合失調症の殻を脱ぎ捨て、素の時間をもったことが症状改善に寄与したといえる（大月 2011b）。このことは証明できることではないが、統合失調症者同士の結びつき、固有の落ち着いた喜びの感じ、統合失調症者とわたしとの間に生まれる素の時間特有の親密感などとの共通性からいえることである。

コミュニタスには属さない統合失調症者のレジリアンス

症例（1）後藤優（仮名）、当院初診時三〇歳、女性。本人が中学二年生のとき両親は離婚し、母親と姉と暮らしていた。進学校に入ったが経済事情から看護学校へ進学し、公立病院に勤務した。摂食障害があり三年ほどで公立病院を辞し、都市部の入院施設のある心療内科に勤めた。三〇歳で当院初診した時は頭痛が主症状であった。しばらく受診がとだえ四カ月後に受診した時、幻聴があり電話の音が聞こえないようにしたり、盗聴されていると言ったりしていた。向精神薬を処方したが内服せず、症状悪化し、都市部の精神科へ一カ月ほど入院し、再び当院へ通院するようになった。看護職を続けようとしたが無気力から出勤できなくなり、自宅で過ごすようになった。二年半ほどプールへ通ったり韓流映画に夢中になったりしてすごしていた。母親の知人の紹介でB型社会復帰訓練施設「菜の花」（仮名）へ通所するようになった。徐々に活動的になりケーキづくりなどをまかされ、べてるの家に見学に行ったりロックフェスティバルに行ったり救命救急士の資格をとりに行ったりした。三年ほど経って編み物を真剣にやるようになった。それからしばらくして、「菜の花」での仕事が過重であり報酬があまりにも安いことからそこを辞めた。当事者研究へ出席したり、マラソンの救護班に参加したりしていた。編み物が売れるようになってきた。「菜の花」を辞めて二カ月後に母親の紹介で老健施設で清掃の仕事を週三回するようになった。そこは正看護師が責任者で、准看護師、ヘルパーという階層があり、本人は施設では最下層に位置する清掃員であった。調子が崩れ、受不眠、ちょっとしたことで妄想的になる、街がざわついている感じがするなどの症状が出始めた。受診したときその話を聞き、復帰施設では精神発達遅滞の利用者たちから頼られる存在であったのだが、老健施設での清掃は正看護師の資格があるにもかかわらず統合失調症であることから施設では最下層と思われている清掃員であることのつらさ、被害妄想が状態が悪くなると出てくるのであるが、ヘルパーたちが悪口を言っているという感じが強まったことなどがあり、辞めたい気持ちが強くなっていったと思われた。家族会のボランティアをしている母親はそれでも辞めないように言っていた。三カ月ほど我慢して仕事に行っていたが、あまりにもつらそうなため母親も辞めてもよいと言うようになった。わたしは薬物療法で対処できる種類の病状悪化ではなく、一般社会へと足を踏み出すときの苦しみであり、統合失調症という社会的烙印の重さであると理解した。統合失調症であることで看護師であったものが社会の最底辺へ追いやられた苦しみをわたしも感じ取ったとき、「本来看護師で施設のトップであるはずの後藤さんが清掃をしているのは、普通の人ではありえないほど後藤さんが強いからだ。そんな大きなハンディを背負って働くことを誇りに思っていい」と思わず言ってしまった。精神科医ならば常套的な励ましの言葉として一度は言うような言葉であるが、その時は相手の話を聞いているうちにむくむくともたげてくるものがあり言わされたような感じで言ってしまい、言ってから、彼女の現状について、ああそういうことかと妙に得心した。そしてそのとき素の時間を感じた。それが契機となったかどうかは不明だが、その後、回復過程に入り、仕事をつづけ編み物は一級の資格をとり編み物教室で教えるほどになった。そして、四年後、施設の看護師が病気で休職し、看護師が足りなくなったとき施設長から正看護師として働いてはどうかとの打診があり、パートではあるが看護師として働くようになった。現在は編み物も教室で教えながら看護師として働いている。さらに最近一般の男性と婚約した。

本症例では老健施設に勤めはじめた時、統合失調症であることで、病気以上に社会的スティグマの重みで押し潰されそうになった。「先生には私の苦しみなんかわからないんだから」と言われたことがあるが、その苦しみをなんとなく感じ取ったとき素の時間に似た感覚が走った。その後、治療関係が楽になった感じがし、彼女は回復軌道に乗った。このように素の時間を感じたときに現れてくるものは何であるかが、レジリアンスを考察するうえで問題となってくる。

不利な生育環境にあった症例

症例（2） 田原直美（仮名）、当院初診時二〇歳、女性。A市にて出生。母親が本人出産後双極性障害を発病し育児放棄し、本人に対し暴力をふるうため育児園に預けられた。一歳で里親の元へ行ったが懐かず育児園へ戻る。その育児園でも反抗し暴れた。中学へはあまり登校しなかった。暴れる、赤ちゃん返りするなどの状態であった。高校は勉強についていけず一年で退学した。道央の児童自立支援施設（不良行為をした、あるいは、その恐れのある児童、ならびに家庭環境などから生活指導を要する児童を収容育成する施設）へ入所した。その施設では手に負えず、一八歳から道南の児童自立支援施設に入所した。そこで長田雄大（仮名）と知り合う。彼の両親は犯罪を犯した後亡くなり、姉は天理教の里親の元へ引きとられ彼は別の家庭へ引きとられた。その里親の元にいるとき、彼は友人が盗んだ車でひき逃げし潜伏し逮捕された後、保護観察処分となり道南の児童自立支援施設へ入所した。彼女が入所時最初に話した相手が彼であった。彼女は感情が不安定であり不安感が強く精神科クリニックへ通院するようになった。長田はその後姉のいる里親のもとへ引きとられ姉と暮らしていた。田原は二〇歳になるとともに彼のいる里親のもとへ行き、暮らすようになった。天理教の里親家庭の懐はとても深い。そこの里親の勧めで当院へ通院するようになった。初診時は強い不安のために足元もおぼつかず里親に手を引かれ診察室に入った。診察中もほとんど話ができず、尋ねたことにうなずくだけであった。その後の診療で徐々に平常状態に回復していった。

野菜栽培とレストランを経営するB型社会復帰支援施設「菜の花」（仮名）の木村百合子（仮名）がその里親の元へ野菜を販売に行ったとき彼女と知り合い木村のレストランで働くこととなった。木村は以前から全般性不安障害で当院へ通院していた。彼女はさらに木村の勧めで木村夫妻の運営し居住するグループホームへ転居した。彼女はレストランの仕事もこなせるようになり、他の利用者たちともコミュニケーションがとれるようになった。その間、彼女は長田とつきあっていたのだが、木村夫妻は彼女が長田とつきあうことに反対であった。一年ほどして彼女と彼が結婚する話がでてから木村夫妻は二人を引き離そう試みた。木村夫妻はグループホームを出て別に一軒家に住みそこに彼女も同居させた。しかし、彼女はあまりものを食べなくなり彼のところに毎日夜遅くまでいるようになった。そして、レストランを辞め普通の職場での働き口を探しはじめた。長田はホテルとゴルフ場で働くようになった。彼女は市に相談し市営住宅で彼と暮らし、四月に彼が正社員となり給料が上がるまで生活保護を受けることとなった。彼女もパン屋で働くこととなった。クリニックの看護師が帰りにそのパン屋に寄ったところ元気に働いているとのことであった。二人は結婚した。調子が良いので彼女は薬を減らしたいと希望し減薬したところ、強い不安状態が再発し、店を辞めざるを得なくなった。そのとき彼も一緒に受診した。彼女のことを心配そうに見ており、何も話さないが彼女の一言一言にうなずいているのが印象的であった。その後、彼女はおちつき駅の売店で働いている。今の生活が幸せだと言っている。

彼女は一八歳になり道南の児童自立支援施設へ入所した日に所員から「向こうでみんなと遊んでいなさい」と言われて行ったところに長田雄大がいた。そのことを今でも鮮明に覚えているという。彼もまた犯罪者の子として里子に出され、そこでも手に負えないほどの非行に走り自立支援施設にあずけられたという過去をもつ。社会から疎外され深い孤独の中で生育した二人が、二人でなければわかりあえない苦悩を互いに感じあえたことは二人の精神の回復に大きな影響をもたらした。そこには素の時間が流れていたのであろう。精神の回復と強く関連する素の時間とは何なのであろうか。相手の実存的苦悩を感じ取ることがなぜ回復に関連するのであろうか。そのことについて考察するには新たな概念を必要とする。

トナールとナワール

素の時間、実存的苦悩を感じ取るとき、社会的鎧を脱ぎ去ったとき現れてくるものは何か。文化人類学からその知を借りてきたい。

文化人類学者のカルロス・カスタネダはメキシコインディオについてフィールドワークを一〇年

にわたって行った。そしてインディオの根本となる教えであるトナールとナワールについて述べている（Castaneda 1974）。ナワールとはトナールをとりかこむ大海であり、生まれたときはナワールだけである。それが生育するにつれ言語を中心として人間的世界をつくりあげてゆく。そのような言語的、社会的な世界の存立機制をトナールという。トナールは生まれ落ちてから次々と話しかけられ説明されつづけることで形成される。そしてナワールはその層の下に埋もれている。トナールはわれわれに安全安心の生活をもたらす。そこに生気を与え真の感動をもたらすものがナワールである。ナワールと繋がるとはどういうことだろう。生きものを殺したときの戦慄、春の萌え出るときの歓びなどで一瞬感じることはできる。ナワールを疑似的に体験させる装置で疑似体験させ、さらにはそれを商品化することもできる。しかし、それだけではナワールと持続的に繋がることにはならない。ナワールと繋がるということは動的平衡系（福岡 2009）である自然と、生きる次元で繋がることだ。トナールである現代文明は動的平衡系である自然の平衡状態を崩していく。しかしわれわれはその中でなければ生きられないようになっている。そこからナワールへ繋がることは狂気をはらみ人生そのものを変えるほどのことだ。ナワールと繋がるために出版社に勤めていた中年女性が野生馬と暮らすために西の果ての島に移り住み、宮澤賢治は命を感じさせる詩を生みだしつつも、金貸しの息子から農民になるため命が果てるまで突き進んだ（見田 2001）。ゴッホは常人には見ることのできない燃え立つ糸杉を描き、自らの耳を切り落とし自らの命を絶った。現代はトナールに覆い尽くされ、さらにそれを情報の洪水が覆っている。今の人々はナワールと繋がる方向とまったく逆の方を向いている。リゾート地を開発し美しい自然を疑似体験させ、美少女アイドルをつくりあげ商品化し、ゲーム機で破壊の疑似体験をさせる。日々の平和な生活は原爆の恐怖からの秩序に支えられ、それを背景として巨大資本が跋扈する。今、われわれは他者や自然や宇宙と直接に通底しまじり合うわれわれ自身の本源性であるナワール（真木 2003）から遠く隔たったところにいる。そのときナワールと繋がるとはどういうことなのだろう。

河田桟はその著『はしっこに、馬といる』（河田 2015）で野生の与那国馬との交流を描き出している。馬は集団で生活するため序列がはっきりしている。馬と人とが交流するには人が圧倒的に優位であることを示すために鞭や轡《くつわ》をもちいる。しかし河田は中年女性であり全く力はない。そして、鞭をつかうこともない。馬に対して絶対的優位を示すことは不可能だ。そのような彼女が馬と信頼関係を築くにはいくつかの出来事が絡んでいる。ひとつめ。台風の後なぎ倒された草しかなくなった牧場にいる馬に新鮮な草と水を運んでやると馬は魔法使いを見るような目で彼女を見る。ふたつめ。彼女の馬が他の牡馬に追い回されているとき「こら！　やめなさい！」と気を発し彼女がそれをとめることができたこと。みっつめ。彼女の馬が疝痛になったとき六、七週間密接に世話をし回復していったこと。このようにして信頼関係は醸成されていった。偶然の出来事が大きく関与している。そして馬のそばによりそい馬のこころがどう動くのかよく感じ取り、人が自分の感覚とからだを育てることが馬の野生と繋がるみちであるといっている。馬の野生と繋がるということは自身のナワールを手繰り寄せるということである。ナワールとの繋がりを大切に思い、彼女は与那国島で小さな出版社をつくり自分の本を出版し生活している。ナワールと繋がる道を生きることはかなり困難なことである。出会い、事件、感じとる力、周囲の理解と援助などの積み重ねに現れてくるものである。

河田が、早朝、馬と会っているときそこには素の時間が流れている。統合失調症者と素の時間を共有するときそこにはナワールがある。われわれ精神科医が統合失調症者と触れ合うときどこか癒される感じをもつのはそのためかと思ったりする。

後藤が統合失調症であることの社会的スティグマに押し潰されそうになったとき、わたしの中にそれを感じ取るものがあった。その後、フェイスブックで繋がり、何かあるとメッセージを送ってくるようになった。彼女の生活上の重大な節目には必ず相談してきた。トナールの底の底まで行ったとき、そこに素の時間は流れナワールがあらわれる。

田原にとっては長田との自立支援施設での出会いが大きな意味を持つ。長田は犯罪を犯した両親という大きなスティグマを背負い、自らも犯罪を犯した彼はトナールである社会からは最も疎外された存在であった。同じく育児施設や児童自立支援施設では手におえない子であった田原もまたトナールである社会からは疎外された存在であった。そのような二人が出会ったときトナールの次元を超えた、言葉では表しようのない共感が芽生えたことは想像にかたくない。それはナワールの次元でのことである。

精神のレジリアンスにはナワールと繋がることが求められる。しかし、トナールの層に厚く覆われたナワールへと到達することは現代においては極めて困難なことである。マニュアル的にナワールに到達する方法などはない。トナールの底の底にあるナワールとの繋がりを模索するために、出会いの瞬間を逃さないこと、患者のこころを感じ取ること、出来事を捉え相手のナワールへ至る道を探ることが肝要となる。地域文化精神医学は地域の社会体とその歴史の複合を把握し、地域の患者たちを対話的民族誌の方法（大月 2011a）で読みとり感じとり、トナールを取り囲むナワールの大海へと至る道をひとつずつ模索し、患者のレジリアンスを支えていくものである。

†文献

Castaneda, C.（1974）The Tales of Power. Baror International.（名谷一郎＝訳（1993）「トナールとナワール」『未知の次元』講談社［講談社学術文庫］）

Deleuze, G. & Guattari, F.（1980）Mille Plateaux : Capitalisme et Schizophrénie. Minuit.（宇野邦一ほか＝訳（1994）「一八三七年――リトルネロについて」『千のプラトー――資本主義と分裂症』河出書房新社）

福岡伸一（2009）『動的平衡――生命はなぜそこに宿るのか』木楽社

加藤 敏・八木剛平（2009）「現代精神医学におけるレジリアンスの概念の意義」『レジリアンス――現代精神医学の新しいパラダイム』金原出版

河田桟（2015）『はしっこに、馬といる――ウマと話そうⅡ』カディブックス
木村敏（1994）『心の病理を考える』岩波書店
真木悠介（2003）「カラスの予言――人間主義の彼岸」『気流の鳴る音――交響するコミューン』筑摩書房［ちくま学芸文庫］
見田宗介（2001）「自我という罪」『宮澤賢治――存在の祭りの中へ』岩波書店
大月康義（2011a）「精神科臨床とバフチンの思想――文化精神医学方法論としての対話的民族誌」『語る記憶――解離と語りの文化精神医学』金剛出版
大月康義（2011b）「統合失調症者と自己治癒的コミュニタスの形成――微小文化と共通感覚の視点から」『語る記憶――解離と語りの文化精神医学』金剛出版
樽味伸（2006）「慢性期病者の『素』の時間」『臨床の記述と「義」――樽味伸論文集』星和書店
Wikipedia／レジリエンス（心理学）：https://Wikipedia.org/wiki/

文化精神医学を地域に生かす

はじめに

わたしはオホーツク地方の地域中核総合病院精神科で十数年診療をしていた。その間、患者同士の身近な関係から生まれる微小文化（大月 2011b）に注目してきた。作業所や共同住居などでの人間関係が気のおけないものとなり木村敏の言うところの私的な間主観性（木村 1994）が形成され、病状も軽快してゆくことを体験した。そこは、人口一一万人ほどの地方都市であり、そこの総合病院精神科で働くわたしは病院と関連した患者たち、患者支援組織、作業所、共同住居の中だけで生活していた。医療に関係のあるところばかりで地域全般にとけこんで生活しているとは言い難かった。十数年前に現在の道央の水田地帯にある人口八万ほどの地方中核都市へ移り、そこでクリニックを開業した。わたしにとってクリニック開業は浜田晋の言う「精神科医の社会復帰」（浜田 1992）という感じであった。クリニックの看板ひとつをつけるにしても近くの看板屋へ行き直接社長に頼み、その後、そこの一人娘がわたしのクリニックを受診するようになった。わたしの自宅の向え、斜め向え、一軒おいて隣の家の方たちもわたしのクリニックを受診した。患者と医師という関係だけではなく近所の人たちの一員としてのわたしという位置づけでもある。わたしの生活と地域と診療とが密接に関連するようになった。そこではクリニックの診療の中で、個々の患者の文脈を知るとともに、患者の勤める会社、協同組合、家族、関連する地域住民などの文脈についても、対話的民族誌の手法を援用し、患者の家族構成や生活歴を丹念に追うことで知悉することとなった。家族全員を診ることも稀ではなく、患者に関連した同僚、上司、友人、恋人などが当院を受診することも多い。そのようにして、この地域の文脈の絡み合いを知り、個々の職場の内部事情にまで目が届くようになり、症例が診察という視点とは別の視点からみえてきた。個々の文脈の絡み合う形から逆に症例を把握できてきたのである。それはこの人口八万の地方都市で精神科クリニックをするという偶然から起きてきたことでもある。もっと人口が少なければ人口一万二千人の隣町のように互いが密接に知り合うことで、かえって精神病患者は家に引きこもるようになり、関係性から症例をみることはできなくなる。ある程度の人口がいて患者が自由に動き回れる規模、そして生活はその圏内で自足していることが文脈の模様がみえてくる必要条件である。また、数十万から数百万の都市になると地域性が失われ患者同士の文脈模様はみえなくなる。また、わたしが以前勤務していた人口一一万の地方都市では地域全体を俯瞰するには大きすぎ地域の社会体の動きの中で精神状況を捉えることはできなかったように、人口八万ぐらいが全体を俯瞰できる上限であると思われる。人口五万から八万くらいの規模の地方都市で一〇年以上生活することではじめて地域の社会体の動きを日常診療に生かすかたちの地域文化精神医学は可能となる。そのような診療を続けることで個々の患者の文脈の重なり、さらには、地域住民の文脈との重なりから患者の精神状況が把握できるようになっていく。さらに、地域の社会体の動きを念頭において患者の精神状況をみていくと、気分というものが個人の脳内の出来事に限定されるものではなく社会体の動きの中で醸成されるものであることがみえてくる。社会体の動きと気分の関連を具体的な症例を挙げ考察してみたい。

その前に、症例の背景となるこの人口八万の地方都市を簡単に紹介したい。ここは旧産炭地の交通の要にあった。多くの鉄道路線が集結し石炭がここから港町へ運ばれ本州へと供給されていた。炭鉱全盛期には駅前にも花街があり、汽車の待合をするため、あるいは地方から集まる人々のため、一丁の区間に二、三件の喫茶店があり、呉服屋は花街の女性を着飾る着物の販売で潤っていた。今も昭和の純喫茶が何軒か残っており、呉服問屋の古い建物がその名残を留めている。また、サハリンからの裸一貫の帰還者が炭鉱で働いていたことから、今でもこの地域にはサハリン生まれの老人が多い。診察室でサハリンの思い出を聞くのも楽しみの一つである。しかし、ここは炭鉱地帯に囲まれていたのだが、国の石油依存への政策転換からすべての炭鉱は閉山し、人口は数分の一に減少し、今ではそれらの旧産炭地は将来消滅危機にある日本の市町村の上位を占めるところばかりである。また、郊外にショッピングモールができ、中心商店街はさびれる一方である。

一方、ここは石狩平野の肥沃な土地を背景にして稲作地帯として栄えてきた。今では水田地帯が地平線まで広がっている。うまい米日本一の農家がこの町から選ばれたこともある。三代目、四代目の農家がこの地域に根をはっている。また、近年、この地域や近隣でワイン生産が盛んになり近隣のワイン生産者を描いた映画の舞台にもなった。

このような人口八万の地方都市で経験した症例を挙げ、この規模の地方都市で精神科クリニックが一軒だけであるとき地域の社会体がその動きを伴って把握できるようになり、社会体の動きから精神状況や転帰が患者以外の文脈からも把握できるようになることを示し、さらに気分というものが社会体の動きと不可分のものであることを示したい。

症例を裏からみる

症例群（1） 林守（仮名）、五四歳、男性。二九年間安静閣（仮名）にて主に営業畑で働いてきた。X－一年末に会社が赤字続きのため、同じ葬祭業の共益社（仮名）に吸収合併された。X年になり義母が圧迫骨折で入院し、義父が認知症で近隣の精神病院へ入院した。仕事の内容がそれまでの営業からパソコン相手の仕事にかわりついていけなかった。不眠も続き、もう仕事はできないと思い退職を願い出て二月下旬に受理された。しかし、引き継ぎが大変で毎日午後一一時過ぎまでかかっていた。考え込むことが多くなり、夜中に「どうしていいかわからない。いっぱいいっぱいだ」と妻に話した。わけがわからなくなり息が苦しくなるとのことで、翌日、当院受診した。受診時、抑うつ感が強く、会社を休むよう説得してもどうしても受け入れず、自分が行かなければと強い責任感を感じさせた。結局、診断書を渡し、強引に休むことにさせた。その間、看護師が本人の妻から会社の事情を聞いていた。合併後、仕事の内容がまったく変わり、ついていけなくなり辞めざるを得なくなった。安静閣は倒産寸前で合併したので共益社の言うとおりに人事などをおこないさらにひどい状態になっているなどといったことがわかった。意外だったのは看護師が林さんを知っており、受付事務も顔を知っていたことである。結婚式場の営業を長くすることでかなり広い人脈を市内に持っていることが窺われた。そして、このように広い人脈を持つ社員にパソコン業務をさせる会社は結婚式場から葬祭業へと業務を転換し結婚式場の人員をリストラしようとしていると思われた。林さんは一週間後には話ができるようになり、会社も退職まで休めることとなり落ち着いてきていた。

高橋佐和子（仮名）、五三歳、女性。二六歳のときからパニック障害の症状でメンタルクリニックへ通院していた。当初パニック障害の診断がつかず、症状は悪化し自宅に引きこもるようになった。二九歳で同じクリニックへ通院していた中田（仮名）さんと結婚することとなった。彼は統合失調症であるが仕事には行けていた。義父が二人にマンションを買い与えたりし、面倒をみていたのだが、一六年後に亡くなった。その間当院へ二人とも通院するようになった。義父が亡くなった五年後、夫の状態が悪化し暴力をふるうようになり、そのころから義母が息子を自分のそばに連れ戻そうとし二人を離婚させようとするようになった。結局、翌年、二人は離婚した。本人はリサイクルショップを一人で任されるようになり、新しい彼氏もできた。一年ほどつきあい結婚した。このころ障害年金は打ち切られた。本人は自分でリサイクルショップを経営することとなった。夫は押し出しが良く面接には次々と受かるのだが、仕事を次々と変えることが問題であった。そして、夫はX年三月二日から安静閣の仕事につくことになった。それは先の林さんのやっていた仕事を引き継ぐかたちであった。

会社の経営内容、業績、過去二九年間働いた林さんとの比較などから、高橋さんの夫にはかなりきつい仕事であると思われた。おそらく遠からず辞めるだろうと推測された。高橋さんは、今は、夫が就職し喜んでいるが、やがては夫の退職にショックを受け症状悪化し、リサイクルショップの経営にも行き詰まっており、経済的にも困窮することが想像された。高橋さんの文脈だけをみていてはその後の転帰は予測できなかったであろうが、林さんの文脈が高橋さんの夫の再就職によって高橋さん夫妻の文脈と重合することで、林さんの文脈から高橋さん夫妻の文脈を裏から透かし見ることができ、症状の転機、生活状況の行方を本人の診療をすることとは別の角度から把握することが可能となった。

そのようにみてゆくとき、林さんは安静閣を辞めてしまったのであるが、安静閣のように結婚式場の経営だけでやっていくには高齢者の特に多い人口構成であるこの地域の特性の影響を免れえず、結婚する若い人々は減少し、結婚式場は経営困難となり葬祭業の共益社に吸収合併される運命にあり、安静閣はリストラで人員を減らし赤字脱却を図らねばならないという状況を考える必要がある。

共益社にとって営業の林さんは不要な人材と映ったのであろう。そのような状況下で林さんにリストラ圧力がかかり辞めざるを得なくなった。林さんの抑うつ状態には地域の人口構成、それにともなう結婚式場の斜陽化、葬儀や法要が需要を増やしていくといった大きな流れと、林さんの退職が決まった後も引き継ぎをしっかりしようと毎日残業し抑うつ的になるほど勤勉実直な性格、二〇年以上にわたり営業一本で仕事をしてきてパソコン業務についていけなかったことなど個人的な文脈の問題などがすべて絡んでいる。そこに抑うつ気分が現れてきたといえる。抑うつ気分は地域の社会体の動きの中で多くの文脈が重なり合い醸成されるものなのではないだろうか。そのことについて、さらに、次の症例群からみてみたい。

抑うつ気分と文脈の重合

抑うつ気分とは脳内伝達物質だけが原因となって出てくるものなのだろうか。地域に住み生活していくことで複数の人々の文脈が重なりあい絡みあい独特の気分が醸成されるのではないのか、気分とはその土地に住む人々の歴史とともにありつづけるものではないのか、脳内伝達物質の変化はそれに伴うものではないのかという疑義である。

症例群（2） 小田良子（仮名）。終戦後一〇年ほどしてN町で生まれた。N町は当院のあるI市に隣接する農業地帯である。中学卒業後N町立病院で五年間レントゲン助手として働き、その後、個人病院で七年間事務員として働いた。二七歳で結婚と同時に一時退職し、N町の隣のY町にある夫の実家に義父母と同居し、二児をもうけ、保険外交員の仕事をしてきた。夫は全国規模の宗教団体に入信しており、本人もその影響で入会した。夫はうつ病で何回か精神病院へ入院した。夫は結婚して一〇年後、腰のヘルニアの手術をし、それからは主に本人が働き、夫は家事をしていた。結婚後一二年程してから夫婦間の会話がなくなり、寝ているとき夫に首をしめられたりした。さらに三年後、当時中学二年の長男が不登校となった。本人は同年九月にI市内のN精神科病院を受診した。朝起きるのがやっとというぐらい気分が沈み体のこわさも強いが夕方には楽になるとの訴えであった。うつ病として三環系抗うつ剤で治療が行われた。息子の不登校と当時運転手をしていた夫と離婚同然の状態であることが抑うつ感の大きな原因となっていた。一、二度通院し、同月に市内のKメンタルクリニックへと転院した。離婚問題と子どもについての相談もしたいという理由であった。そのうち夫は家事もしなくなり、本人を車でつけまわすようになった。Kメンタルクリニック受診一カ月前からは夫と長男との会話も途絶えた。薬の効果か、症状は少し軽快したが家庭内の状況は変わらなかった。翌年一月に保険の外交の仕事を辞めた。そして三月に離婚した。本人と当時小学六年の娘はI市へ転居した。元夫と息子はY町の義父母の家に留まった。そして元夫は離婚した年に再婚した。再婚した翌年一月には子どもができた。おそらく三年前から元夫は不倫していたのであろう。

その後Kメンタルクリニックへの受診はなかった。離婚して三年後の四月に当院受診した。「二交代の仕事で朝が早く大変だ。神経が落ち着かなくなる。夢見が多い。息子は離婚後二年して引き取り、今は高校を中退し大学検定試験の勉強をしている。娘はI市の中学へ編入し元気になった」とのことであった。「仕事を辞める決心をして楽になった」と次の受診で言い、それから受診はなかった。

三年後の五月に受診。「今回いろいろあり、動悸もある。息子が父方の祖母を殺して、今、S市で精神鑑定を受けている。事件の前、死にたい願望をおさえるのはサイドビジネスだと言い、ゲルマニウム、ダイヤなどを売る仕事にかかわっていた。若い人の集まりで夜遅く帰っていた」と話した。その後、元夫が本人の家に来たりし、ふたたび同居するようになった。本人によると息子は「多重人格のように父親に植え付けられた。ばあちゃんが父に見えたと言い、父親を憎んでいた」とのことであった。同年一〇月には夫は出ていった。息子の裁判が始まった。翌年四月に無期懲役の判決が下された。そのころ元夫が倒れて救急車で病院に運ばれた。ヒステリーの診断であった。同年ただちに控訴。そのときから息子は自分はやっていないと言いつづける。自分がやった意識がないようであった。同年一一月に受診時、「息子はやっていないと言う。元夫の行動が不可解だ。なんかあの人がやったような気がする」と洩らした。また元夫と暮らすようになった。裁判は再び無期懲役であった。さらに上告した。最高裁までいった。翌年四月上告却下され、無期懲役が確定した。そのときも息子は自分はやっていないと言っていた。本人は息子への面会を月一回していた。その後、息子は本州の刑務所へ移された。本人はヘルパーや畑の手伝いなどの仕事をつづけていた。翌年、元夫はK町の町営住宅へ移っていったがまた舞い戻り本人の家の一階に住んでいた。娘は本州に出稼ぎに行っていたが、その年、本人の元へ戻り同居するようになった。翌年三月に息子が刑務所で勉強をつづけ大学検定試験に受かったと喜んでいた。その年の七月末、しばらくぶりで受診した。「イライラしている。七月一五日に家の前に止めてあった元夫のワゴン車の中でミイラ化し銀蝿のたかっている元夫の遺体を発見した。その数日前から銀蝿が車の周りにたかっていた。車の中に七輪が置いてあった。一酸化炭素中毒で亡くなったのだろう。何か変な臭いがしていた。六月八日にジンギスカンシートを買っていた。元夫は会社を立ち上げると借金していた。息子は無期懲役で二五年から三〇年の刑期だ。娘を喪主にして葬式した」。その後借金などの整理をし、後妻に財産放棄してもらった。工場で働いたり農家の手伝いをしていたが、還暦になり障害特例で老齢年金を受けられるようになった。元夫は小さい頃から体が弱く、甘やかされて育ったのだと述懐することもあった。家でゲームをして過ごすことが多くなった。六並べというゲームなのだが、六並べは人生とよく似ていると言う。額と眉間の深い皺が彼女の人生を物語っている。

I市には精神科クリニックがわたしのところしかないこともあり、小田良子さんの元夫、息子、娘、元夫の後妻も診療する機会があった。彼らについても簡単にふれてみたい。

元夫。本人の六歳年下である。I市近郊のY町で出生した。幼少時にひきつけを起し抗てんかん薬を三年くらい内服した。二〇歳ころからB型肝炎、十二指腸潰瘍、椎間板ヘルニアの手術二回、白血球増多症などいろいろな病気にかかってきた。二一歳のとき小田良子と結婚。Y町で両親と同居した。二子をもうけた。三一歳のとき椎間板ヘルニアの手術をしてから仕事をせず、家事をしていたが、それもしなくなった。三三歳になり夫婦間の会話がなくなり三七歳に離婚し、同年半年後に再婚し、その後、再婚相手と三子をもうけ、事件の二年前の五月、四二歳のとき路線バスの運転手になった。運転が終わると疲れきって倒れることが数回あった。同年七月休職、H大総合診療科に入院し検査治療を行ったが改善せず九月に仕事を辞めた。その後トラック運転手をしていたがすぐに辞め、ストーブの分解清掃の事業を立ち上げるために、知人についてその技術を学び、自宅の倉庫を改造し、その作業場とする準備をしていたが全身倦怠感と左下肢のしびれがあり、事件の年の三月一七日から四月八日までS医科大学総合診療科へ入院した。入院中外出が多かった。その年の四月下旬、息子が祖母を殺し家の床下に遺体を隠したとして逮捕された。同年離婚。そのとき第四子が再婚相手のお腹にいた。

事件の翌年の三月、S医科大学総合診療科の薬が切れたので処方してほしいと当院受診した。同年四月七日から一〇日までA精神科病院入院したがとてもここにいられないと退院した。そして再び当院受診した。四月二〇日に息子の判決が出ることを気にしていた。当院とS医科大学総合診療科を並行して受診していた。病名は身体表現性障害であった。事件の二年後の一二月に並行受診はできない旨を話し、S医科大学総合診療科への受診に一本化するよう告げた。S医科大学総合診療科で障害者年金を三度申請したが却下されたとのことであった。事件の四年後の夏、元夫の遺体が小田良子の家の前に止めてあったバンの中で発見された。

娘。小学六年のとき母親がKメンタルクリニックへ転院したあと、その年の一〇月から不登校となりKメンタルクリニックを受診した。三回ほどの受診で終わった。事件の年の五月に、四月下旬に起した兄の事件がショックで頭痛、胃痛、食欲不振、急に涙がでるなどの症状があり当院を受診した。一回のみであった。その後、母親と同居し市内の精神科病院へ通院を続けている。

息子。事件の三年前、一八歳時、高校を中退しガソリンスタンドで働いていた。「ボーッとしていることが多くなった。全体がぼやけることがある」と云っていた。翌週、母親と受診時、「ボーッとなるのは良くなってきた。多重人格とはどんなものか？　やってないことをやったと云われる」と云っていた。母親が「自分は多重人格だ。ついさっきやったことが記憶にない」と息子が言うと話した。事件の年の四月二八日刑事が来院。四月二四日に本人が祖母を殺し床下に遺棄した件で照会書を書いてもらいたいとのことであった。その後無期懲役となり服役している。

後妻。事件の四年後、三八歳時に当院受診。「子どもが四人いる。離婚した。生活保護を受けている。元夫は職を転々として、収入が無く、離婚した。その直後に妊娠していることがわかり切迫早産で入院した。入院中、元夫と前妻とのあいだの子が殺人事件を起した。今はI市に住んでいる。長女と三女に知的障害があり次女はてんかんである。子どもたちの世話が大変でちょっとのことで怒ってしまう」。その後二回通院し中断した。事件の七年後の一一月、本人とスクールソーシャルワーカーが受診した。「三年前に元夫が亡くなりショックだ。子どもたちが言うことをきかず叩いてしまう」。子どもへの暴力の問題での相談であった。その翌年七月保健所から電話で「子どもへの虐待があり、児相で保護している。本人が刃物を振り回す」との相談であった。本人に翌日受診してもらうこととした。「保健所から受診をすすめられた。子どもに対しきつく叱ってしまう。特に三番目の子に対し手を上げる。三番目の子は児相で預かってもらっている」。その後本人は落ち着いていった。三番目の子は結局施設入所した。その後も本人は通院を続けている。

本人、元夫、息子、娘、後妻たちの文脈を追うとき、それらの文脈が重合しつつも輪郭不鮮明な暗い領域が浮き出てくる。それは息子の犯したといわれる祖母殺人事件である。息子は本当に祖母を殺したのかという疑問である。息子は最後まで自分はやっていないと言いつづけた。息子の多重人格については争点にあまりなっていなかったようだ。自分のやったことを思い出せないという症状はこの場合重大である。捜査陣の言うままに調書を認めてしまう恐れがある。また、この事件でもっとも動機がある者は元夫である。祖母の遺産が手に入る。新しい事業を始めたがうまくいかず借金を抱えていた。息子の意識が曖昧になる症状を知っていた。事件の直前に妊娠させるほどの仲であった後妻と離婚した。その後も後妻の悩み相談にはのってやっていたことから仲が悪くて離婚したわけではなかったようだ。祖母殺人事件をめぐり、彼、彼女らの文脈は方向を変えてゆく。本人は深い抑うつ感の中に沈んでゆく。息子は無期懲役となったが、刑務所内で大検や資格の勉強を始めた。祖母殺人という不可解な暗い領域は不可解なまま彼らに深い抑うつ感を残していった。

さらにこの事件に前後する彼らの文脈をたどり抑うつ感との関連をみていきたい。本人と元夫の築いた家族は元夫が仕事をしなくなり家事さえせず家の中でゴロゴロしているようになり、さらに不倫することで家族との交流が途絶え、本人は無気力と抑うつ感に冒され、息子も無気力と抑うつ感から登校拒否となった。人間関係を情動の交流に基づいて考察すると、言葉や行為で表現される情動の流れがあり、それが一方的に切断されるとその切断を埋めるかのように抑うつ感が醸成されてくる。一方で元夫は新たな情動関係を得て軽い高揚感とともに仕事を始めたが、能力的にそれはできなくなった。経済的に追いつめられた。全身倦怠感と左下肢の痺れから身体表現性障害の病名で大学病院総合診療科へ入院した。入院中もしばしば外出し症状はそれほど重篤なものではなく、入院は借金逃れのためであった可能性がある。そして祖母殺しが起きた。息子は解離状態があり、意識定かならないまま取り調べを受け有罪確定した。息子に面会していた本人によると息子は深い抑うつ感におそわれていた。その後、無罪を主張し続けた。息子も自身は身に覚えのない罪を背負い抑うつ感へと沈んでいった。娘は殺人事件の衝撃から抑うつ的となり精神科病院受診を続けている。後妻は障害をもつ三人の子どもを抱え、生活苦から、児童虐待へと追い込まれ抑うつ状態で通院を続けている。抑うつ感は彼らの文脈の流れと不可分な関係にあることがわかる。

これらの人々の抑うつ感を考えるとき、文脈のほかに元夫の遺伝子が問題の一つとしてある。後妻との間に精神発達遅滞の子どもたちが生まれた。息子は解離性障害を発病した。元夫は精神的脆弱性をもち身体表現性障害がストレス下で現れる。病的遺伝子を拡散しそれがさまざまな出来事の基底にある。そして彼と出会った人々との絡みから抑うつ気分が拡散し浸透していった。決して抑うつ感を来たす遺伝子が直接働き伝達物質を動かし抑うつ的にしているわけではない。

症例群（2）において抑うつ気分の湧き起る三つの出来事の結節点がある。一つは元夫が不倫をし家族と全く話をしなくなり離婚したことである。もう一つは祖母殺しの事件である。さらにもう一つは元夫の自殺である。この三つの出来事をめぐり抑うつ気分が漂っている。抑うつ気分は心の内面だけにあるのではなく生活している人々の交じり合いから出来事が生まれ、それをめぐって気分がその人々の間に心の内に広がってゆくものである。対人関係、出来事、遺伝子、抑うつ関連脳内物質が複合し構成されるものが抑うつ気分である。抑うつ気分は患者の脳内の伝達物質だけが問題となるのではなく、患者を包む社会体の動き、その物質的基礎となる人々の遺伝子、出会い、出来事、人々の文脈の重合それらすべてから現れてくるものである。

地域に棲まい精神科臨床をつづけていると患者たちを俯瞰する視点を獲得し、精神現象が脳の中だけの出来事ではなく人々の出会い、事件、生きざまの混交するところに生まれてくるものだと実感する。地域文化精神医学は、自分自身が地域の文脈の一つとなり、生きて蠢くそれらの文脈を自家薬籠中のものにし、地域の出来事を共有し、その土地の気分を読み取り、そのようにして精神症候を読み解きつつ対話的民族誌（大月 2011a）の方法を積み重ね、地域の社会体の動きを捉えていくものである。

†文献

浜田 晋（1992）『町の精神科医──精神科診療所開業のすすめ』星和書店
木村 敏（1994）『心の病理を考える』岩波書店
大月康義（2011a）「精神科臨床とダイアロジスム」『語る記憶──解離と語りの文化精神医学』金剛出版
大月康義（2011b）「統合失調症者と自己治癒的コミュニタスの形成──微小文化と共通感覚の視点から」『語る記憶──解離と語りの文化精神医学』金剛出版

非定型精神病とは何か

アイヌのイムからの考察

はじめに

異文化接触に伴う精神疾患について、かつて中井久夫はその著『分裂病と人類』（中井 1982）に次のように述べている。「西欧社会との接触による急速な文化変容において発生させる精神異常は、主に非定型精神病の範疇にはいるものであって、これは酩酊親近的な意識変容を伴う状態である」。さらに『治療文化論』（中井 1990）において、おそらく非定型精神病と同義で用いている文化結合症候群について、「文化結合症候群は一般に、人間＝環界複合の破断によって起こる、比較的直接的に理解しうる激烈だが短期かつ可逆的過程よりなる比較的良性の病である」としている。文化接触における人間＝環界複合の破断によってなぜ非定型精神病が発生するのか解明をこころみたい。そこでまず、非定型精神病という概念がどのようなものなのかを歴史的に簡単に振り返り、その原像をつかみ、アイヌのイムの症状変遷と文化の歴史的変遷とをあとづけ上記の問題について考察してみたい。

カールバウム、クレペリン、満田の研究

渡辺哲夫による『緊張病』の訳と総説（Kahlbaum 1874）によると、一八七三年カールバウムはその著『緊張病』において、抑うつ気分で始まり、激しい興奮錯乱に至り、その後、弛緩性メランコリーという無動無言と筋緊張状態の持続する疾患群を緊張病の名のもとに発表した。緊張病は予後良好な群、重篤化する群、死亡する群に分けられる。統合失調症の治療法が無かった時代、統合失調症を自然経過にまかせるならば指一本動かしても世界が崩壊するというような強烈な恐怖から無動無言、筋緊張状態におちいったのであることは推測される。一方かなりの症例が軽快治癒に向かったということは意外である。カールバウムの緊張病の症例一二、二六は非定型精神病といってもよく、緊張病予後良好群は非定型精神病が入り込んでいる可能性が高い。その後クレペリンは一九一三年の精神医学教科書第八版（Kraepelin 1909-1915）で緊張病群を循環型、激昂型、周期型、緊張病に分けた。前三者は拒絶症、命令自動症、衝動の無秩序な出現、衒奇症などの症状がみられ今日の非定型精神病に極めて近い。日本では、その後、満田が一九四二年に分裂病の定型群と非定型群とは遺伝臨床的に異なるものであるとし、さらに非定型群は従来の分裂病、癲癇および躁うつ病の三大精神病が互いに交錯する境界域にその位置を占めるものであろうとしている（満田 1942）。

症状は統合失調症の非定型群では錯乱、混迷、あるいは夢幻様状態が前景を占め、妄覚、妄想も譫妄様の色彩を帯びて、一貫性のないものが多く、意識混濁ないし意識変容に多少とも関係づけて考えられる場合が多く、回復後罹病期間の体験を想起しがたいものも相当にあるものである。クレペリンの激昂型、循環型に対応するものである。一九五五年、鳩谷は日常の臨床経験において、おおむね急性に発病し大なり小なり意識障害を伴い且つ一過性或いは位相性ないし周期性の経過をとり、しかもその予後の良好な点より本来の分裂病に属しめ難いような一群の疾患に遭遇するのは稀ではないとしている（鳩谷 1955）。クレペリンの周期型に対応するものである。カールバウムの緊張病で予後の良い軽症なものはクレペリンの緊張病群の前三者となり、満田および鳩谷の非定型精神病へと連なっている。さらに鳩谷は一九六三年、非定型精神病を意識野の構造解体を軸にしたシェーマを発表した。エイの急性精神病論を基礎においたものである。その後、非定型精神病は意識野の構造解体を基本モデルとして捉えられるようになった。

意識野の構造解体を非定型精神病の基軸において、人間＝環界複合の破断で世界各地に同型の非定型精神病がなぜ発生するのか、日本の近代化の波にさらわれたアイヌ民族のイムという精神現象から考察してみたい。

アイヌのイムについて

江戸時代北海道のアイヌ民族は海岸線にそって松前藩により漁場を次々と奪われ漁業などで酷使されるようになった。一九世紀後半になり明治維新をむかえるとともに生産手段を何も持たないアイヌが何の保護も受けることもなく日本社会へと旧土人として編入されていった。アイヌの蝦夷地は、明治政府の北海道開拓政策のもとに開拓地は開拓者の独占的所有ができることになり、開墾が急速に進み原生林は広大な畑地となっていった。また、維新政府はアイヌの文化の継承と伝統的な狩猟漁労を禁止し彼らの生活は窮迫していった。一八八七（明治二〇）年になりアイヌのあまりにも逼迫した状態に社会の目が向くようになりアイヌ問題が社会問題として取り上げられるようになった。このような世論の後押しもあり、一八九九（明治三二）年、北海道旧土人保護法が発令された。この法令は旧土人への農地給付と教育の授与を内容としているが実際には農地はほとんど給付されず、教育はアイヌ語とアイヌの精霊信仰の消滅を意味していた。ここにアイヌ文化は日本社会から姿を消すことを運命づけられた。アイヌはこの後、同化政策のもと混血がすすみ、差別され、社会の最底辺での生活を余儀なくされていった。

知里真志保によると、このアイヌ文化の崩壊過程にそってイムの用語は三つの意義に区別される（知里 1954）。その一つは、広く一般的な軽い意味のものである。何かに驚いた拍子に飛び上がるとか、あらぬ文句を口走るとか、またその口走った文句とか、それらをイムと云うのである。何かに驚いた拍子に発する反射的な動作、叫び、またはその叫んだ文句をイムと云うのである。イムの第二義は、今（当時日本人の榊や内村などの精神科医が調査していたころ）一般に学者が使っているものであって、アイヌ人の間に往々認められる、ある特定の刺激に対する一種のヒステリー反応であり、何かに驚いた拍子に発作的に行動する特種の病的症状をさすのである。その病的症状に二種あって、一つは人が右と云えば左、左と云えば右というぐあいに、全然外来の刺激に従おうとせず、理由なく反抗する風を示す能動的な拒絶症、いわゆる「命令的拒絶症」であり、もう一つはいわゆる「反響症状」で、それには相手の言語を反射的にそのまま繰り返す「反響言語」と、相手の動作をそのまま真似る「反響動作」とがある。

以上の二つが、現在までに知られているイムの意義である。そのうち第一より第二の意義のほうがより古いものであるということは容易に察しがつく。しかし、イムには、その用語例から、さらに古いと思われる第三の意義が引出されるのである。北見地方の古謡「サルコペ」（英雄詞曲）の中で巫者が異常意識に入って太鼓の胴を打つ音から反射的に行う跳躍する場面がある。これがイムの第三義であり、今まで挙げたイムの意義のうちでは最も原義に近いものと思われる。驚いたことを契機に解離状態になり、語り跳び踊り歌うことがイムといわれていたようである。

同時に呪師や巫女に憑いて託宣をおこなう天の神は竜蛇神であり、アイヌの人々の蛇に対する強い畏れも理解できる。そして竜を天の神としていることから大陸系シャーマニズムを受け継いでいると考えられ、アイヌは明らかに大陸系それも北方の影響を強く受けていることがみてとれる。それはアイヌの歴史において早い時期から樺太、千島などを介して大陸との交流があったことの帰結でありその証明でもある。

アイヌ社会の崩壊とイムの変遷

一八八八（明治二一）年、小金井は日高地方の平取でのイムを報告した（小金井 1888）。この報告を嚆矢としその後、日本で報告されたイムは知里の第二義である。内村によるイム症状は上述したごとくイムの第二義である。

高畑は、江戸時代に北海道から樺太を探検した松浦武四郎の報告には第二義のイムについての記述のないこと、ならびに明治二〇年代になり急激に第二義のイムの報告が増えたこと、その時代背景としてアイヌ社会のアノミー化があったことは重要であると指摘している（高畑・七田 1988）。そしてイムの第二義はアイヌの侵略者に対する抵抗擬態ではないかと指摘している。榊の症例で研究者のふぐりをいきなり掴んだ症状、秋元の症例で竿を持って研究者を追い回す症状、内村の症例で木片を持ち、かかってきた症状など激しく和人に攻撃をしかける症状は、アイヌの抑圧された怒りを想起させる。

知里によるイムの第三義は原生林での狩猟、漁労、採取の生活という環境要因、精霊信仰とシャーマニズムという信仰基盤という文化装置があることが欠かせない。太古の巨木、鳥の声、風にそよぐ花々、それらすべてと交流し自身を任せきることのできる何千年もの時を経た原生林、そこへ魂を一体化するところに精霊信仰はある。そのような生活から原生林が切り開かれ村や町や市街ができ、それまでの生活の場は失われさらには生活手段も失い、和人の社会の最底辺での生活を余儀なくされていった。生活形態も日雇い労働や小作農となり、精霊信仰もシャーマニズムも過去のものとなっていった。明治維新をむかえそれまでの狩猟漁労を中心とし、精霊信仰を中心とした生活から数十年の間に近代社会へと組み込まれていき、それまでの精霊信仰の文化が急速に崩れていったことは、明治二〇年代から突然反響言語、反響動作を主とする知里の第二義のイムが報告されることと大きな関連があると推測できる。ここまで原生林での狩猟生活と精霊信仰を基盤とする第三義のイムがアイヌ文化の崩壊に伴い非定型精神病としての第二義のイムへと変貌し、最後には驚愕反射としての口走りイムである第一義のイムが残存するのみとなった経緯を述べた。そこから見えてくるのは、文化的に構成されていた最も古い型の解離としての第三義のイムが西欧文明の侵襲により文化的構成の崩れた時、非定型精神病としての姿を現すということである。

解離から意識野の構造解体へ

非定型精神病における人間＝環界複合の破断および解離から意識野の構造解体への移行とはどのようなことなのか。まず人間＝環界複合の破断はアイヌ民族において精霊信仰、言語、狩猟生活、原生林など、身ひとつ以外すべてが破壊され収奪されたことを意味する。この時、人間＝環界複合が特に意味するのは民族固有の文化である。アイヌ民族固有の文化は精霊信仰とシャーマニズムによる解離のコントロールである。アイヌ民族固有の文化の破壊は解離のコントロール手段の喪失である。そのようにしてコントロールを失った解離は意識野の構造解体へと移行する。その模式的な例として、現代におけるシャーマン文化といえる手かざしによる病気治療を行う新興宗教教団での、解離から意識野の構造解体へ移行した症例を簡単に述べ考察してみたい。

その教団内部では手をかざし互いに憑依状態を誘発し明確な形の憑依を示す。そしてそれを鎮める行法があり憑依をコントロールすることができる。しかし、家族などから信仰をやめるように強制されるなどしたとき、解離をコントロールしていたシャーマン文化という信の体系から切り離され、解離から非定型精神病へと移行した。このとき人間＝環界複合において破断されたのは憑依のコントロールを中心としたシャーマン文化という信の体系である。そして、この破断が起きた時、解離は非定型精神病へ移行する。

ここで非定型精神病の前駆状態と位置づけられる解離とは何であるかが問題となる。解離概念の創始者であるジャネは解離そのものを定義してはいない。そこで、ジャネの著作を数多く翻訳している松本雅彦の解説を参照してみたい（松本 2011）。「現在の現実に対してそれに適した社会的行動をとることができるようになったのは、精神の高次機能を獲得したことによる。この高次機能が、生体に備わっている多様な低次の活動を制御しながら精神を統合している。この現実機能を維持するためには、どうしても意識的・意志的な努力、注意集中が求められる。しかし、進化の過程で築きあげられたこの高次機能はいかにも脆弱であり、疲労をはじめ、何らかの原因によって心的エネルギーと心的緊張とが低下すれば、必然的に機能不全に陥り、これまで意識のもとに統制されていた低次の感情、思考が夢や雑念のように勝手に湧き出てくる。この現象をジャネは心理学的自動症、あるいは派生現象と名づける。これこそが精神機能の統合不全、解離にほかならない」。解離とは高次機能による低次の精神活動の統合不全である。それでは、シャーマン文化はどのように解離と結びついているのだろう。

シャーマン文化の源は精霊信仰である。原生林の中で生活することとすべてのものに精霊が宿るという信念とは密接にむすびついたものであり、それらのことは言語の獲得と同時になされる。世界は言語的に構成されてはじめて人間にとって生きられる現実となる。知里のアイヌ語辞典（知里 1976）ではシマフクロウはカムイ・チカップ（神・鳥）というほかに一二通りの言い方がある。シマフクロウを単に鳥と捉えるだけではなく神としても捉えている。このように言葉を獲得することが精霊信仰そのものとなっていることがうかがえる。ユーカラという神々の物語を聞き、イヨマンテの熊の魂を送る儀式をし、酋長の託宣を聞き、そのようにしてシャーマン文化が内面化されるとともにシャーマン文化は部落での生活の一部となっている。そして解離は生活の場で、あるときはユーカラ吟詠の場で演奏者と聴衆が一体となる歓喜と陶酔の世界を現出させ、あるときは動物霊が憑依し精霊が身近なものとして臨在させる心的機能として生かされている。シャーマン文化は内面化するとともに生活世界に外在し解離と深くむすびついている。ジャネにおいては、解離はヒステリー患者の心的機構であったが、シャーマン文化では解離は現実から離れ精神を解放させ神的恍惚の場を現出させることを意味していた。このように解離の現れる場や条件は大きく異なっても、そこで作動する心的機構は同じである。心の高次機能の統合不全により低次の感情、思考が夢や雑念となって活動しだすのである。それらの活動を共同体全員によるシャーマン文化の儀式行為、儀式行為を主催するものの暗示的言動、共通する信の体系によって解体しないように支えているのである。

アイヌ民族においてシャーマン文化が崩壊するとき、驚愕反射から始まる解離、すなわち精神機能の統合不全は文化的枠組みの支えを失い、意識野の構造解体、すなわち非定型精神病が現出する。一般に非定型精神病では満田、鳩谷らが指摘しているように誘因が明らかであることが多い。親密な人の死、仕事上の大きな失敗などそれまでの生活枠を脅かすほどの変化が誘因となる。そのような生活の変化から精神の疲憊が起こり、解離が誘導される。日常生活では行動規範がかなり固定化し解離した状態で自動症的に行動をすることも多い。そのような解離は微小文化ともいえる生活世界の規範的枠組みが支えている。非定型精神病の誘因となるものは心的疲憊から解離の惹起をうながし、微小文化の破断を引き起こし、主体の精神機構は解離から意識野の構造解体へと雪崩れ込むといえる。

†文献

知里真志保（1954）『アイヌの神謡1』北方文化研究報告第八輯
知里真志保（1976）『知里真志保著作集別巻I――分類アイヌ語辞典』平凡社
鳩谷 龍（1955）「非定型的内因性精神病の精神――生理学的研究」『精神神経学雑誌』57［pp.144-166］
Kahlbaum, K.L.（1874）Die Katatonie oder das Spannungsirresein : Eine klinische Form psychischer Krankheit. Verlag von August Hirschwald.（渡辺哲夫＝訳（1979）『緊張病』星和書店）［本訳書の訳者による緊張病問題からの引用］
小金井良精（1888）「北海道旅行中の見聞」『東京医学会雑誌』［pp.2-21］
Kraepelin, E（1909-1915）Psychiatrie-Ein Lehrbuch für Studierende und Ärzte. Johann Ambrosius Barth.（西丸四方・西丸甫夫＝訳（1985）『精神分裂病』みすず書房）［訳本は精神医学教科書 第八版 全四巻の精神分裂病の章を訳したものである］
満田久敏（1942）「精神分裂病の遺伝臨床的研究」『精神神経学雑誌』46［pp.298-362］
松本雅彦（2011）「訳者解題」（ピエール・ジャネ［松本雅彦＝訳］（2011）『解離の病歴』みすず書房）

中井久夫（1982）『分裂病と人類』東京大学出版会
中井久夫（1990）『治療文化論――精神医学的再構築の試み』岩波書店
高畑直彦・七田博文（1988）『いむ――アイヌの一精神現象』私家版

荻野恒一はどのように文化を精神医学に取り込んだのか

荻野恒一の経歴の概略

荻野恒一は精神医学者としての生涯においてきわめて浩瀚な領域で業績を残している。現象学的精神病理にはじまり現存在分析へと向かい、同時にフロイトの精神分析とアドルフ・マイヤーの力動精神医学の影響の強いアメリカ精神医学発祥の文化精神医学の影響を受け、そこにはサリヴァンの「精神医学は対人関係の学問である」という定義が色濃く残っている。さらに「精神障害者をヒューマニティを保持した人間として受け入れ、かれらがでてきたその社会の成員として取り扱うべきである」という今日では常識的となっているが当時は革新的であったコミュニティ精神医学にも強い関心を抱いていた。

そして、パリ留学、パプア・ニューギニアでのバートン＝ブラッドレーとの比較文化精神医学研究、愛知県知多半島、奥能登でのフィールドワークなど書斎精神医学にはとどまらない活動を行った。それらの背景には「状況」と精神との相互作用についての深い確信があった。一九七四年に伊豆山にて開かれた研究会「精神医学と疾病概念」において荻野は「何かね、人間、長い間人類が一番大切にしてきたものがね、それが今日、完全な技術主義によって一つ一つむしばまれてると思うんですね。……そういうふうな現代文明観というものが、私の根底にはあるわけですね」と言っているが、それが彼の仕事の根底に常在し続け最終的に「現象学的比較文化精神医学」という方法論に行きついたことをみてゆきたい。まず、彼が大きな影響を受けた最初の症例から述べていくこととする。なお分裂病の病名は当時のままとした。

精神科医前夜

荻野は精神科医になりたてから生物学的精神医学とは異なる方向へと歩みを進めていた。そのわけを探るために精神科医の運命を決定づけるといわれる最も初期の印象深い彼の症例をみてみることから始めたい。

彼は自身の著書『現象学的精神病理学』（荻野 1973）の中で臨床精神医学的原体験として「わたしが、精神医学の臨床と研究をはじめたばかりの未熟なこころのなかに起こってきた驚きの情を、わたしは生涯大切にしたいと思うからである」として紹介している症例を略述する。

荻野が京大精神科入局間近の一九四四（昭和一九）年八月一八日の夕方、二五歳の航空機製造工場

に勤めていた女性が急性錯乱状態で入院した。荻野は彼女を初めて受け持つことになる。「従兄が迎えに来てくれる」などという従兄への言及と「スパイが家のまわりにいる」などという被害的言動があった。隔離室へ彼が行くと彼の白衣をつかみ「お願い」などと言って彼を困惑させた。彼女は五日間の錯乱の後電気ショック二回で完治した。当時の教室では緊張病性興奮という診断であった。しかし、彼が彼女の語りを聞くうちに彼女の状況の問題が大きいことを感じ取った。彼女の勤めていた工場には彼女が慕っていた従兄が働いており、発症したその日に従兄は事故で亡くなったのであった。しかし、当時の戦争下の状況は彼女を従兄にひきあわせることを阻み、そのような中で錯乱状態となったのであった。漫然と診察していたならば緊張病性興奮患者が電気ショック療法で軽快退院したということで終わった症例であろうが、荻野は慕っていた従兄が事故で亡くなったが遺体に会うことができないという状況の中での人間という観点から、まったく異なる人間学的姿をこの患者の中にみいだした。そして当時の京大で支配的であった生物学的見方に疑問をいだいた荻野に賛意を示してくれたのが当時助教授であった村上仁であった。それが荻野の現象学的精神病理学研究の発端であると考えられる。

最初期の論文二編

荻野の最初の論文は一九四七年九月に受理された「心因性反応と急性分裂病の連関性について」である。内容は上述した最初の症例に類似した症例を集め考察しているものである。ある強度の心的衝撃の下に、急激に朦朧状態、夢幻様状態、あるいは緊張病性興奮、混迷状態を呈するに至る一群の疾患がある。これらの患者に共通していることは、困難な現実への適応に失敗しやすい、弱い、ある意味で純な性格の持ち主であり、心的水準の低下が急激に深層にまで来たしやすい素質を持ったものであるように思われる。これらのうちあるものは心因反応あるいはヒステリーとして神経症に入れられ、あるものは緊張病あるいは急性分裂病として分裂病のなかに入れられる。しかし上記の一群は共通な背景と、同じ様な成立機転、心的構造を有し、同様である障害の表現的相違ではないかとしている。そして心因反応（ヒステリー）と心因性要因の著明である急性分裂病の間には明確な境界はなく一群のものとして捉えられうること、分裂病において予後不良のものに対し予後良好なるものはこの一群に入るものであろうとしている。当時同じ教室で分裂病の家族内発症を研究し定型分裂病と周辺群は遺伝的に異なるとしていた満田の影響もうかがえる。この論文に載せられた症例は後の満田の非定型精神病といわれるものである。このような強い状況因により急性精神病状態になる一群の疾患は、荻野が文化と精神病について考えていく礎となっている。一九五四年、村上仁らと翻訳したアンリ・バリュックの『精神病と神経症』にそのひとつの成果があらわれている。

さらに一九四八年一一月、荻野は「夢幻様状態形成に関する精神病理学的考察」を発表している。「分裂病の定型例では意識障害を伴わないが非定型例、とくに心因性、外因性などの影響により誘発された場合、意識障害を伴い、時として錯乱状態あるいはアメンチア類似の症状を呈することが稀ではなく、夢幻様状態が出現する」とし、三例を挙げている。そして、「夢幻様状態が夢の心性に類似しているのみならず、病状の悪化とともに、夢と現実との区別が次第に不明瞭となり、漸次夢が現実の中に浸透し来たり、遂に夢幻様状態に至る時は、夢がそのまま覚醒時の夢幻様状態に連続していく過程を詳細に追求することができる」と記している。これは一九六〇年、ビンスワンガーの『夢と実存』の翻訳として結実した。夢はビンスワンガーにおいて睡眠中に見るものだけではなく幻覚や夢幻様状態に見るものまで幅広いものであり、そこにおいても人間は実存しているという観点である。狂気における実存という問題へ荻野の目は向いている。

最初の一九四七年の論文では症例記述は患者の症状を客観的に描いただけのものであるが、一九四八年の論文では患者の環境、心因となるもの、夢幻様状態を患者本人が陳述した言葉をそのまま記録したものなどで症例を記述し、現象学的方法の萌芽が認められる。このように患者の状況を捉えつつ患者自身の言葉から症状を描き出すという手法はその後も洗練されていく。

パリ大学留学

荻野は終戦後、京都大学の精神医学教室にいるあいだにフランス精神医学の文献を読む機会が多くなった。そしてとりわけフランス精神医学において、具体的な症例の記述がすぐれていることに魅力を感じるようになった。そして、一九五三年から一九五五年にかけて船旅でパリ大学へ留学した。そこで分裂病患者に自閉が少なくかなり外向的で、病型も妄想型が多いことに気づいた。

夏休みにドイツへ赴きドイツの精神病院で患者をみる機会をえた。そこで自閉的患者が多く日本の精神病院にいるような懐かしさを覚えた。フランスと、ドイツ、日本の患者の違いが文化的なものからきているのではないかと考えた。

南山大学文学部赴任

荻野はパリ大学から帰国後一九五六年から一九七〇年まで南山大学文学部へ研究の場を移す。

ここで彼の精神医学研究にとって大きな契機が三つある。一つは一九六二年南山大学山岳部が冬山遭難し幻覚体験をした学生たちを診察したことである。正常者でも極限的ストレス下では幻覚を見るということから、限界状況における幻覚体験は、きわめて状況的であり、とりわけ被暗示性の役割が重要であるということに思い至った。

二つ目は、おそらく荻野にとって最大級の影響をもったであろう出来事である。それは一九六四年に南山大学人類学部の研究者四名とパプア・ニューギニアへ研究調査に赴き、そこにあるただ一つの精神病院で働くただ一人の精神科医バートン＝ブラッドレー博士と知り合ったことである。アングロサクソン系の精神医学にはじめて出会い大きな影響を受けた。さらに統合失調症とうつ病がいまだ未開な地域においては全くないということに衝撃を受けた。そして「わたしたちは、東ニューギニアにおいて、かれらの伝統文化のなかに現代欧米文化が狂気じみた速度で侵入しつづけており、そこで精神分裂病という新しい狂気が発生しつつあることを知った」。ここで彼が精神分裂病といっているものは現代流にいうと急性多形性精神病、古くは非定型精神病のことをいっているのではないかと思われる。これは荻野が最初期に研究した心因反応から急性分裂病へとつながる一群の意識野の構造解体を来たす疾患群である。

三つ目は、「特殊な文化が、精神医学体系をはみ出すほどの特殊な精神病を生ぜしめたり、病型のちがいにまで関与するほどの力をもっているという事実を知ったのは、わたしにとっては、さきに述べた東ニューギニアにおける民族精神医学的調査以後のことである。しかしながら、こういう新しいまなこでみていくと、いままで出会っていながら、はっきり映じてこなかった事柄が、あざやかにみえてくる場合も少なくないように思う」といい、一九六八年からそれまで南知多病院で診ていた日間賀島と篠島の病者たちの比較調査を行ったことである。

日間賀島と篠島の患者は南知多病院に来るのであるが、荻野自身パプア・ニューギニアでの体験を経るまで両者の違いについて特に意識することはなかった。しかし調査を終え帰国してから両島の違いを意識するようになり、分裂病患者について比較してみた。その結果、日間賀島には破瓜型分裂病が大部分を占め、篠島では妄想型が多くを占めた。そして両島の歴史的文化的環境が大きく異なることを知った。日間賀島では小型の漁船で島の近くで漁をすることを昔から続けてきており、外部との交流は盛んではないのに対し、篠島は伊勢神宮との特別な関係を飛鳥時代から持ち特権を与えられ江戸時代にははるか南方にまで出漁していた。そして現代も外部との交流は盛んである。こういった相違が分裂病の病像の違いに影響をもたらしているのではないかと考えた。

一九六九年に荻野は『現存在分析』と『文明と狂気——精神病は何を語るか』を出版した。これらは荻野の研究のありかたの大枠を表明するものである。状況の中で個々の人間を捉えていくということと、文化により精神病像は大きく異なるということが統合されつつある。荻野はそのことについて次の如く述べている。「このような精神医学的方法は、ごく身近な文化現象のなかにも、重大な精神病理学的事象が秘められていることに気づき、その事象の意味を問い、とりわけその事象が文化的状況全体において、なにに向けられているか（なにを志向しているか）をあきらかにしていくことにほかならない。わたしはこのような方法を、ここで現象学的方法とよんでおこう。そしてこの方法にもとづく比較精神医学を、わたしの造語にすぎないが、現象学的比較文化精神医学と名づけようと思う」。

金沢大学教育学部赴任

現象学的比較文化精神医学という精神医学の方法論をみいだした荻野は一九七〇年から一九七三年の間金沢大学教育学部へ赴任する。この間に奥能登の精神病者についてのフィールドワークを行い、その後東京都精神医学研究所へ移った後も奥能登の研究調査を続け、一九七七年に『過疎地帯の文化と狂気——奥能登の社会精神病理』を出版した。その研究は現象学的比較文化精神医学という方法論を用いた荻野の集大成というべき研究となった。そこでの方法は奥能登で患者の住んでいる地域の歴史と文化をローカルな形で描き出し、患者の家族環境、生活歴を本人家族などから聞き、精神病状態における患者の語りを記述現象学的に記録する。そして患者の状況の中での主観的内面を描き出していく。同時に患者の育った地域の文化と現代日本の文化状況との関係にまで考察を広げていく。その具体的な様子を簡略に述べてみる。

荻野は金沢大学で教鞭をとる傍ら奥能登における文化と精神病理のかかわり方に関心を抱くようになり、奥能登の宇出津病院精神科で入院中の患者たちと接するようになった。そして、まず最初に奥能登では憑依性精神病が極めて少ないことに気づいた。そしてそれは奥能登に深く広く信仰されている浄土真宗が影響していると考えた。

またメランコリー親和型うつ病の発症状況では現代文化的状況の流入と祖先伝来の伝統的文化の

象徴としての家、土地、故郷文化一般の喪失が顕著にみられた。

破瓜病者たちについて能登半島の先端に近づくほど分裂病における破瓜病者の率は高まり四六パーセントにもなった。珠洲地区は過去において北前船の行き来する極めて豊かで文化度の高い地域であった。それが明治以降陸の孤島となり過疎の辺地となってしまった。この過去の栄光と没落の歴史がいまだに奥能登の人々のこころの中に息づいており、発病した破瓜病者の自閉的虚構的生き方に影響しているのではないかとしている。

また、妄想病患者は大都市へ出て行ってから発病したものが大多数を占め、この状況はタイやニューギニア小都市のような西欧文明が急速に流入しつつある地域での妄想病患者の多発と極めて類似している。奥能登の妄想病患者の発病状況はかなり共通しており、大都市で孤立し、危機的疎外感を体験したときなのである。このような過疎地帯から大都市へ赴き発症した妄想病患者たちには、今日の価値基準の動揺と多様化の状況（アノミー状況）が如実に窺われ、同時にこの状況下で自分が依拠すべき、あるいは依拠したい価値基準そのものが見失われている現代人の危機、一言にして自己同一性の危機が露呈されているごとくにみえるのであるとしている。

そして、文化的影響が最も深刻であると思われる急性精神病について次のように述べている。「急性精神病者たちは、それぞれ独自の生活史を背負って大都市に赴き、そこでかりそめの自由と解放を得るのであるが、しかしそこでの生活が異郷での彷徨であるとき、すなわち精神分析的にいって、その都市の文化との同一化に成功しなかったとき、彼らの全存在はふたたび、家と土地とがある故郷を志向するようになる。それはふつうには、郷愁やホームシックの形態をとることであろう。しかしここで、帰るべき家や故郷のなかにも深刻な葛藤内容が内蔵されているときには、家や故郷は、郷愁の対象とは異なった別様の意味を帯びてくる。すなわち、ここで急性精神病者たちは、郷愁の対象にもなりうる故郷との同一化にも失敗せざるをえないのである」。慣れ親しんだ文化との断絶と異文化との同一化の失敗は意識野の構造解体をも来たす精神への衝撃であることからも、文化は精神にとって極めて大きな存在だといえる。

「ごく身近な文化現象の中にも重大な精神病理学的事象が秘められている」ということばに象徴されるように、患者と密接に結び付く微小文化ともいうべきものが患者の精神病理と深くからみあい病像形成することを明らかにすると同時に、そのごく身近な文化現象がさらに大きな文化に巻き込まれており、地域と大都市における文化の違いと歴史的時間における文化変動の大きな渦に巻き込まれているのが個々人の精神であることを表明している。

荻野は奥能登での研究ののち『「状況」の精神病理』（荻野 1978）を著し、その後は大きな仕事はしていない。この荻野の開拓した現象学的比較文化精神医学はその後幾人かの人文学的精神医学研究者に影響を与えたがその後はごく一部の文化精神医学者が継承しているのみである。このような稔りある壮大な精神医学が日本で開拓されたことを誇りに思うとともに荻野の精神医学をどのように継承していくのか、それは今後の大きな課題である。

†文献

荻野恒一（1969a）『現存在分析』紀伊國屋書店
荻野恒一（1969b）『文明と狂気——精神病はなにを語るか』講談社
荻野恒一（1973）『現象学的精神病理学』医学書院
荻野恒一（1977）『過疎地帯の文化と狂気——奥能登の社会精神病理』新泉社
荻野恒一（1978）『「状況」の精神病理』弘文堂

第4部　臨床言語論

憑依の背後にあるもの

はじめに

わたしは憑依現象にはじまり、長年、解離について研究してきた（大月 2011）。そこで問題となるのは、一貫しているはずの自己が、何故、突然別の人格や動物霊に変わりうるのか、そして、人格が変換しても、その奥に変わらず身心を統一的に動かしているあるものが人格の変換とは別にいつもいるのではないかということである。そうでなければもとの人格にもどるということもできず、全生活史健忘で自分の履歴あるいは人格となるものを失っても普通に生活をつづけられることが説明できない。人格変換はおそらくその不変にある人格の基盤となるものが人格、あるいは履歴を着替えるにすぎないのではないか。動物霊や別人格が何で構成されているのか、そして、その基底に不変にあるものが何であるかが問題となる。

もう一点問題となるのは憑依においてなぜ動物霊が憑くのかということである。精霊憑依のような原始信仰とは全く縁のない現代的な生活をしている者にも動物霊が憑依する。ロールシャッハテストでも連想されるもののほとんどは動物である。精神の内奥には野生と結びあう何かがあるのではないのかということである。現代における蛇憑依の症例とアイヌのイムとの強い類似性を示し、そこから、原生林での狩猟漁労採取の生活と野生の思考から形成された野生体ともいうべきものが時代を超えて精神の内奥にある可能性を示したい。

ことば身体の発見

わたしが大学の研修医であったとき、病棟に二〇歳前後の女性で、左足先の疼痛を訴える患者がいた。足先の痛みを訴え左足をひきずりながら歩いていた。主治医はどうしてもとれないその痛みに対し、麻酔科医に相談し神経ブロックをおこなった。しかし、まったく効き目がなく、神経がブロックされているはずの領域でも痛みを訴えつづけていた。そしてその痛みの領域は神経支配領域とは大きくズレていた。いわゆる「足先」と言葉であらわされる領域に痛みを訴えていた。このことから解剖学的に神経支配されている身体とは別にことば身体ともいうべき、身体に関連する言葉の組織化する観念的身体があるのではないかと考えるようになった。

ここでひとつ、観念とは何かという問題がある。古代ギリシャのプラトンのイデアから近代の心の中の表象といったものまで幅広い意味をもつ。ここではジャネによる固着観念を観念の定義として用いたい。ただ、観念を一言で定義することはあまりに複雑で難しく、ジャネの挙げた例（Janet 1910）からこのようなものだという感じをつかむにとどめたい。

ジャネは、母親の死をきっかけにして夢遊病発作をきたすようになったイレーヌの症例を示し固着観念について述べている（Janet 1910）。多角形の図を示し、その各頂点に母の面影や死を見ること、母の声の響き、母の体を持ち上げようとしたときの動作の感じなどを配置し、各々の点は他の点と結びつきこれが一つの観念の体系をなしており、イレーヌの場合、人格全体の観念体系から、その固着観念が分離しておりそれが独自に活動することで夢遊病発作をきたすとした。ヒステリー者の足先の痛みは足先という観念が独自に活動した結果である。観念をこのような心の中に沸き上がったもの、そのなかの独自に活動するイメージや感じの体系といった意味で用いることとする。すなわち、心の中で組織だって動くものが観念である。そしてそれは時として分離し作動する。

軽度の解離状態にある身体では、身体は言葉により分節されており、そこでは神経支配よりもことば身体による動きや、体の感じ方が優位であるように思われる。肩がこる、腰が痛いというとき、神経支配による身体領域ではなく習慣的に言葉で表されている身体領域を意識している。それは少し疲れ、意識の集中がゆるみ、あまり意識せずに肩や腰というときに感じるものである。たとえば足先という言葉の観念は足先を動かした感じ、躓いたときの痛み、足先の視覚イメージ、バレエのトウシューズのイメージなどが結びついた独立した体系である。足先に痛みを感じる彼女の場合、神経支配している身体ではなく、やや解離した凝集力の弱まった状態にある身体、すなわち言葉により分節された身体を纏っており、その身体にそって痛みを感じている。意識の下層にはそのような観念的身体の領野があることを彼女は示している。

ことば身体は、たとえば先ほどの足先の場合、足先をふまれた、足先に力を入れるなど足先に関連する感じ、足先の動きのくりかえしなどから足先という言葉の観念が固まってくる。足先ということば身体ができてくる。たとえばヒステリー者は、足先の感覚神経に局所麻酔をうっても、足先という言葉の指し示す領域に痛みを感じる。ことば身体が痛みを感じている。同じように、催眠状態で「足先が痛い」という暗示を与えられたとき被催眠者は足先ということば身体に痛みを感じる。解剖学的身体とは異なることば身体に痛みを感じる。催眠による暗示が何故足先の痛みをひきおこすことができるのかという謎も、ことば身体に暗示が働きかけるのだと考えることから読み解くことができる。さらに、身体全体に視野を広げると、足先以外の肩や腰などさまざまな身体に関連する言葉の観念がそれに伴う運動感覚神経系を作動させることでその部位の観念は明確になり、それらの身体の観念の重合した総体がことば身体となる。決してことば身体は体の形をしているわけではなく身体に関連する言葉にそって観念の組織化されたものの総体である。

観念の働きについて別の症例から確認したい。八六歳女性。発熱のあった翌日からお正月飾り、大きな樹、起き上がりこぼし、子どもなどの幻覚が見え、音も、ポンポンという音、子どもの声、男の人の争いの声が右耳に聞こえた。それが続くため脳外科、眼科、耳鼻科にかかったが異常はみつからなかった。このような一般化した映像や音が記憶の中に溜まっていることが病的状態のときに露わになる。意識深層で作動している一般観念があることがこの症例から明らかとなる。そしてこれらの観念は現実にはない音や映像を現出させる。ベルグソンは記憶の円錐の先端の現実と繋がる部分から遠ざかるほど一般的な観念が占めるようになるとし、主体はその円錐の具体的観念から一般観念の間を行き来しているとした（Bergson 1939）。現実の裏側に一般観念の層があり、身体のみならず感覚的に認識される世界もことば世界といいうる観念の組織化されたものが裏で支えている。一般観念の世界が現実の世界を裏打ちしているといえる。

ここでさらに行動も観念が自動的に作動していることについて述べてみたい。わたしはあるとき考え事をしながらいつものデパートの入口に入った。しかしそこを見回すといつもと全く風景が異なっていた。改装したのかと思いながら歩みをすすめたのだが、どうやらいつもの入口とは違うところから入ったことに気づいた。いつもの入口からデパートに入るという行動は「道路を渡って少し行ってから右へ曲がる」という言葉の観念によって実行されていた。目で周りを見て足を動かして行動していたのではなかった。行動も観念が作動し自動的に動いているのだと実感した。観念が独立に作動し行動をおこしたのである。これをことば行動とも言ってよいであろう。

そして、このことば身体やことば世界やことば行動は文化と深い結びつきがある。ことば身体は幼少期から言葉によって指示された身体の部位を感じ動かすことを繰り返し、それに伴いことば身体が感覚運動神経系とつながり編成されることを繰り返してできてくる。目の前の梅干しが食べたいと思い箸を動かすが、その動きは幼いころ言葉によって親から教えられた動きである。箸の持ち方から挟み方まで細かく教えられ、その動きを、意識せずにしているのだ。われわれのほとんどの行動や感じ方は幼いころから言葉をとおして体にしみこんだ文化に規定されている。われわれは文化の中で生きており、その文化は言葉を習得することで、ことば身体となり、ことば世界となり、ことば行動となり空気のように意識下で作動している。ひょっとすると、ヒステリー者にかぎらず、普段のわれわれは軽度の解離*注にあり、意識の下層にあることば身体、ことば世界、ことば行動に裏打ちされ生活しているのではないのか。意識して感じ行動することはかなり稀なことなのではないだろうか。われわれは軽度の解離の中で文化に規定された観念に操られながら生きているのではないかという考えが芽生えた症例である。

このことに関連し『物質と記憶』におけるベルグソンの考察をさらにくわしく参照してみたい(Bergson 1939)。ベルグソンは記憶の円錐の中は先端から底面に向かって具体的観念から一般的観念へと一般化していくとし、先端付近は行動へ移行する現実的観念があり、底面付近では夢幻様の観念が漂っており、その円錐の中をわれわれは行き来しているとしている(Bergson 1939)。ある時は具体的観念に近いところに居り具体的な行動をとり、ある時は一般観念に近いところに居り夢想にふける。それらの観念は大部分が文化的に構成されたものである。よほど特別なことがないかぎり文化の枠内で考え行動している。日常生活では、われわれは記憶の円錐の先端から少し後ろのところに位置し、そこでことば身体やことば世界に操られながら生活しているように思える。円錐の先端はオリンピックのフィギュアスケートの四回転ジャンプをするときのような何も考えずに集中しきった動きをするときに典型的に現れるものである。道を歩いているときも物思いにふけっているときは、交差点で記憶の円錐の先端で信号と歩道を確かめ、あとは円錐の先端から少し後退したところで、やや一般的な観念により自動的に歩いていく。記憶の円錐のなかを行ったり来たりしながら感じ行動している。ことば身体がことば世界を観念的に歩いている。主体と世界内での活動の間には、ことば身体、ことば世界、ことば行動といった観念の体系が介在し、解離がすすむと、その観念体系の一部が分離し勝手に活動し憑依や人格変換を現出させる。

観念とその基底にあるもの

ジャネによると、なんらかの重大な精神的衝撃を受けることで、それまで日常的に機能していた人格システムが揺らぎ、これとは別の核をもつシステムが独立して立ち上がり作動してしまうことが生じる。このように従来機能していた人格から、何らかの衝撃により別人格が「切り離される」現象一般のことを人格変換に伴う解離といった（Janet 1907）。本論文ではこの人格の観念が切り離されることを分離といい、疲憊などで記憶の凝集力がゆるみ記憶の円錐の頂点から底面の方へ、一般観念の方へ移行することを解離としている。憑依や人格変換において諸観念が動きだし一つの表現へと凝集し「蛇」や「行者」などの名を持つ憑依霊や別人格の観念が編成される。その名のもとへの没頭、すなわち解離することで意識の範囲が狭まるとともに深まり、その名になりきる。そして観念の体系の本体から、憑依霊や別人格の観念が分離し活動する。それが人格変換の鍵となると考えるようになった。そして、具体的人格の基盤となる凝集力の弱い一般化した観念が複数の人格に共通して基盤にあるとするならば、人格が変換しても一段深い段階で一般観念による人格は共通しており一般的な人格の統一性を保つことが可能となる。

例えるならば、旅先で疲れて一夜過ごし、翌朝目覚めたとき、その部屋を見回してどうしてここにいるのか、どのようにしてここに来たのか一瞬とまどい、ややしばらくしてそれまでのことを思い出すことがある。一過性の全生活史健忘とでもいうものである。そのとき、前日までのことを忘れていても部屋におりベッドから窓を見ているといった一般的なことはわかる。具体的な名は思い出せず、一般的な名だけがわかる。その状態は記憶の凝集が弱まり観念が一般的なものに移行しているといえる。その一般観念のなかでも日常生活は可能であり、自身の履歴がなくとも普通に活動できる。この一般化した観念の体系は人格変換したときにも基底で変わらずあり続けるものである。この一般観念体系を基層とし、履歴の観念体系が分離しその記憶にアクセスできなくなると全生活史健忘となり、憑依霊や別人格の観念の体系が分離し活動すると憑依や人格変換となるが、一般観念の体系は基底に変わらずあり続ける。

次に、ストーリー化した観念が蛇憑依を引き起こした症例を挙げ、農耕文化以降に形成され引き継がれてきた憑依を引き起こす文化装置からのものとは異なる、さらに古代的な狩猟漁労採取の時代の憑依について考察していきたい。

蛇憑依の一症例

地方の総合病院精神科で遭遇した症例である。ことば身体の影響が左腕、身体全体、さらには主体の同一性にまで波及し人格変換へ至った。そこではストーリー化した観念が形成され、同時に憑依症状が変遷する過程が観察された。本人の語りを中心に紹介したい。

症例。五六歳、女性。夫と息子に連れられて受診した。本人は興奮状態にあり、診察室の入口から入るなり早口に話し始めた。私はこの患者の話を時折質問を交えながらカルテに記入するのがやっとのことであった。

「三月に自転車に乗っていて、氷の上で滑って転んだ。左肩脱臼、神経損傷ということでO国保病院に入院した。八〇日間入院した。退院後A医大整形外科を受診している」。

「一週間前、転んだ時に左肩から蛇が入ったのではないかと思った。最初冷たい水がチョロチョロと腕の中を走る感じがした。回復するにつれて蛇が元気になってきたように感じた」。

「四日くらい前から自分が蛇になったように感じる。自分が蛇になったとき、父さん（夫）がどういう対応をしてくれるかみようと考えた。四日間寝ていない。一人の時、左手に入った蛇と話をする」。

「三六、七年前に昼寝をしていた蛇を、とぐろを巻いて切り株になった根っこの上で寝ていたその蛇を、父親が鍬で切った。バラバラになった。それが頭から離れなかった。自転車のハンドルが蛇に思える」。

「九日ほど前に、A医大の整形外科を受診し、その診察中、先生に『黙って私の言うことを聞きなさい』と叱られた。『ハイ』と大きな声で答え、静かになり、ベッドに横になり、グルグル手を廻した。家に帰ってから状態が悪くなった。自分の言いたいことを言っているのに誰も聞いてくれない感じだった」。

「父さんは動かない手は切ってしまえと言ったりする。その優しさのないところが原因かとも思う。息子の嫁だけがやさしくしてくれる」。

「お姑さんが、今、父さんの兄弟のなかの長男の家にいる。九〇歳近い。長男、長女、次女の所をグルグルまわっている。私の手が治るまで行っている。お姑さんを呼ぼうと一生懸命にして、まるくなり蛇の姿になる」。

ある程度話を聞いた後で、不眠が続き、食事もとれず、全身が消耗状態であることを指摘し、入院を勧めた。すんなりと入院に同意した。入院後は三日ほどで症状も落ち着き、外泊を何回か繰り返し、退院していった。

入院中、娘が外来へ来て伯母による蛇退治の話を伝えてくれた。

「昔、一家総出で青大将の巣を退治した。本人の話では一人で一匹の蛇を殺したことになっているが、実際は蛇を一匹出しては殺し、一匹出しては殺し、皆殺しにした。気持ち悪かった。たくさんの巣があった。本人はその話を聞いただけで、実際に蛇は見ていないはずだ」とのことであった。

憑依と複数のストーリー

本人は自転車で転倒し、左肩を打ち、肩の脱臼と左腕の不全麻痺をきたした。この状態を本人はどのようにストーリー化していったのだろう。整形外科へ入院したてのころは打撲による脱臼と腕の神経の損傷による不全麻痺と捉え、治療リハビリに専念していた。しかし、症状は改善せぬまま退院した。A医大整形で手術も必要かもしれないと言われてから不穏状態が悪化した。そして、左腕に自転車で転倒したとき、蛇が入ったと考えるようになり、さらに幼少時の蛇を殺した記憶が加わり、蛇の霊に祟られて左腕に蛇が入ったと考えるようになった。

医療人類学者のバイロン・グッドは、病いには現代医療の視点からのストーリーの他に患者自身の生み出すストーリーや患者家族の生み出すストーリーなど複数の多くのストーリーがあるとしている（Good 1994）。これらのストーリーは感情や感覚や欲動の結晶した観念である。本症例では当初の現代医学的なストーリーが、長期にわたる医学的診断治療でも改善せず手術も必要かもしれないと言われるに及んで、自分の生み出した蛇憑依のストーリーが優位となった。同じ身体の状態に対し複数のストーリーがあり、それらが患者のなかでせめぎあい主導的位置を争っている。一つのストーリーが希望するありかたと合致しないとき、本症例の場合は症状の改善がみられないとき、蛇憑依のストーリーが優位になる余地が生まれた。さらにこれに加えて、身体感覚が、蛇が左腕に居るように感じさせ、麻痺した腕がブラブラしている様子も蛇を連想させた。これに加えて幼少時、一家総出で蛇退治した話が思い出され、殺した蛇の祟りではないか、その霊が転倒したとき肩口から入り込んだのではないかとの疑念が湧いてきた。これらのことすべてが意識の深層で蛇憑依のストーリーへと結晶していき蛇憑依の観念が編成され、意識の表層で蛇憑依を表現するにいたった。蛇への恐怖の情動、義母が戻ることへの拒否の欲動、心無い夫の言葉に反発する心がストーリーとなり蛇憑依の観念に凝集していると言ってもよい。ストーリー化した観念は塊となって意識下層に漂う。

本症例で憑依の観念に凝集し生み出されたストーリーは二つのモチーフに分解できる。一つは蛇を殺したことにより蛇霊に祟られるというものであり、もう一つは蛇が体内に入ったというものである。どちらのモチーフも古代の伝承や世界各地の説話に見出される。このように時空を超えて広がるだけの強い形を持ったモチーフはそれを生みだすだけのものを持っている。一つ目のモチーフは蛇を殺すことの気味悪さがその源になっている。そこから来る恐怖心が祟られるという心性につながっている。もう一つのモチーフの源は蛇が体内に入ったというイメージのもつ不快な不気味さである。このような恐怖心、不気味さ、気味悪さといった情動の表現としてのモチーフは強い形をもち、さらにそれらのモチーフの組み合わされたストーリーは話そのものとしての強さを持つ。ストーリー化する観念もこのようにいくつかのストーリーが組み合わされているということを窺い知ることができる。

本症例では主体がこの強いストーリーに取り込まれ、憑依状態になったと考えられる。主体は身体や思考の主催者であり、環境世界の中で理性的に行動する中心であるとされている。その主体が憑依のストーリーという非理性的な別の世界へも移行しうるということから、この物理科学的世界も多くのストーリーの中の一つのストーリーから構成されており、必ずしも唯一の世界ではないのではないかと考えさせられる。たとえば、カルトへ入信するということはそのカルトのストーリーをもっともリアルなものとして受け入れ、それまで生活していた一般社会のストーリーはリアルではなかったということである。このように、受け入れるストーリーにより世界は変わる。我々はいつも何らかのストーリーを生きており、主体はそのストーリーを展開していくパラメーターに過ぎないのではないかと思わせる。ストーリーはさまざまな感情や欲動を含んだ観念である。独立した強い観念に主体が取り込まれるとき憑依は起こる。

本症例に特徴的であるのは、本来の人格と左腕に入った憑依霊が対話することである。一つの身体に二つの人格が共存し互いに話をする。しかも、蛇霊が優位になると全身をまるめて蛇のようになる。二つの人格が一つの身体をめぐりせめぎあう。このような状態を同時的二重人格という。この状態は狩猟民の間では普通に起こりうることである。シベリアに住む狩猟民であるユカギール人の事例を参照してみたい（Willerslev 2007）。

狩猟者は、彼の身体の異なる部位に行為主体性を認める。それは、あるときは彼自身の意志に従うが、別のときにはそれとは区別されうるような行為主体である。後者の場合、狩猟者は、あたかも自身の身体が自身の意志と矛盾したり、それに反して作用したりしているかのごとく、身体のコントロールを失う感覚を経験するかもしれない。

身体は統一的、全体的に主体の意志に従うというわれわれの信念とは全く異なり、身体の各部位が勝手に行為主体となるという信念は蛇憑依の症例を彷彿とさせる。ユカギール人の身体の異なる部位が行為主体性をもつことが可能であるためには、主体と生の身体との間にことば身体がなければならない。そのことば身体の構成がユカギール人では、各部位がばらばらとなり、それぞれが分離した観念となり、それらの観念の一つが分離したまま行為主体となるとき、自身の身体が自身の意志と矛盾する事態となる。

蛇憑依では左手のことば身体が分離し、その観念が独自に動き出すとき蛇憑依が現れ出る。蛇憑依の強いストーリーは組織だって動き出し、左手のことば身体を分離し、蛇の霊と結びつき一つの観念となり作動させる。本症例もことば身体を想定しなければ理解することはできない。

そして、本症例における蛇憑依はアイヌのイムという蛇憑依と酷似している。次にアイヌのイムについて論をすすめてみたい。

アイヌのイムと蛇憑依

文化結合症候群としての蛇憑依であるアイヌのイムはよく知られている。一八九六年、北海道札幌市の医師、関場不二彦はイムについて次のような一節を残している（関場 1896）。「アイヌが蛇を畏れるのは尋常ではなく、これを悪魔あるいは恐ろしい怨霊としている。特に女性がこれを畏れている。蛇はいつも女性に憑依し、これに悪さをし、これを狂わせようとその機を窺っていると信じられている。蛇は、人が、もし、戸外で居眠りしていたならば、その口に入り、さらにその体中に棲息するようになる。また、もし蛇が殺されるときは怨霊となり殺した人の身中に入ると言い伝えられている。そのため蛇を殺す人はいない。……このイムに罹る原因は耕作の間に誤って蛇を殺し、もしくは蛇の巣を荒らすことにあると信じられている。イムに罹るときは間歇熱に罹るように悪寒が甚だしく遂に躁暴状態となり人事不省に陥り譫妄状態となり、絶食し死に到ると言われている」。開墾中、蛇の巣を荒らし、これを殺すと祟られ蛇の怨霊に憑かれ体に入られ狂気に陥れられてしまうというアイヌのこの考えは本症例と酷似している。本人に、今までにアイヌの人と接触し、蛇についての俗信を聞いたことがあるかどうかを確かめたが、そのようなことはないとのことであった。また本人は無宗教に近く、このようなことがあるまで霊を祭ったり拝んだりしたことはなかったとのことであった。

このように時代も民族も異なるにもかかわらず蛇に関してアイヌのイムと同じ思考法をとり、同じストーリーを生み出し、同じような狂気の状態に陥ったのはなぜであろうか。いろいろなことが推測されうるが、ここでは論理科学的な思考法の下層には、現在も、ある局面では使われている古代の思考法、すなわちベルグソンは呪術的思考法（Bergson 1932）と言い、レヴィ＝ストロースは野生の思考（Lévi-Strauss 1962）と言い、レヴィ＝ブリュルは前論理の心性（レヴィ＝ブリュル 1953）と言ったそれらの思考法が民族や時代を超えて共通しており、現代優勢な論理科学的思考法の割れ目から時折顔を出すのではないかという点から考えてみたい。

ベルグソンの呪術的思考は「似たものは似たものと等価である」ことを基本原理とする。左腕のブラブラした様子、腕の中をチョロチョロ水の流れる感じ、これらが蛇と似た感じを呼び起こし結果として蛇が腕の中に棲まっていると考えた。レヴィ＝ブリュルの前論理の心性の法則の一つである即融の法則は「先行するものを原因と一緒くたにする」というものである。数十年前に蛇を殺したことが腕の麻痺の原因とされるのはこの即融の法則である。ベルグソンは「今日のわれわれも、根底においては、彼ら、すなわち、われらの祖先と性状を異にしているわけではない。科学に押さえつけられてはいても、呪術への傾動はなおも消えずに残っており、出るべき時節をたえず窺っている。科学への注意が一瞬でも弛めば、われわれの文明社会にもたちまち呪術が氾濫するであろう」と言っている（Bergson 1932）。科学的であり理性的であることが最高の価値をもつと幼少時より教育されてきた現代人も、ひとたび現代科学への疑念をいだくならば容易に古代的思考の支配する世界へと入っていく。多くの大学生が簡単なトリックの超常現象にひっかかり新興宗教へ入信する傾向、テレビで霊能者の出る番組が好視聴率をあげる世相、このような呪術的思考の溢れ出す様相は現代においても十分認められる。科学的論理的思考と古代的思考法とが重なり合い交じり合い日常的思考を形成していると言える。

もう一つ本症例とアイヌのイムとの類似性から導かれることは、両者がともに原生林での生活を経験していることである。原生林の生活で心の底に活性化されるものが何かあるのではないか、それが酷似した症状を引き起こしたのではないのかということである。

憑依の背後にあるもの

本症例は幼少期に開拓農家で育ち、その時期、原生林は身近にあり、そこで野生の思考が生き生きと作動していた。アイヌの人々は和人が侵入する以前は原生林で神謡を謡い野生の思考で生活していた。ともに原生林と直接結びつく精神を持っていた。

歴史をさかのぼれば、もっと原初的な自然と接して精神は作動していた。縄文時代には月の満ち欠けと月経周期の類似性から生命のシンボルをそこに見出し月の水を運ぶものとして蛇が捉えられ、再生の願いを込めて蛇の文様を象った縄文土器がつくられた（大島 2014）。そこでは自然すべてが魂をもつものとされていた。原生林での狩猟採取の生活ではアニミズムが原初の信仰形態としてある。アイヌ民族は狩猟漁労採取の生活を近代まで続けていた。原生林の中での生活は縄文人とよく似た心性をはぐくんだと考えられる。そして直接アイヌの生活を観察した報告も残されている。金田一京助がアイヌの信仰について次のように述べている（金田一 1961）。

　アイヌの世界では、棲息する天地、休息する家、使用する器具、一々に神がある。……こうしてアイヌは、居ても起っても、どっちへ向いても常に神と面接し、神に抱かれ、神とともに暮らしている。……いま一つ信仰上の神として逸すべからざるものは個人個人の身に憑いているという守り神若しくは憑神の信仰である。

アイヌはアニミズムの世界にいた。さらに知里真志保（1973）はアイヌの女性は古来一日中巫覡を行っているものがいると記している。このようなアイヌの心性は現代では想像もつかない。大自然と一体化し神々に包まれ自らも憑神に憑かれ、大自然の神々、身の回りの品々の神々と語り、憑神が語る。そこには自他の別はなく自然と自己とが一体化している。狩猟採取の生活は自然の生態系に人間が編み込まれたものである。人間が主体として自然にかかわるだけでなく、熊に襲われることを絶えず意識しなければならないように自身も自然から客体化されている。現代の巨大な保育器化した環境でのように、まわりを道具的にみる主観と客観がはっきり分けられている心性ではなく、森全体の生命の一部として森に棲む動物、植物、人間が生きて死んでいく中で、すべては精霊であり自身も精霊に憑かれている、精霊が主体である世界で生きている。そのような世界における心性を「野生体」と概念化してみる。現代人の意識の深層にも野生体は息づいており、それが憑依や美的感動や得体のしれない不気味感を生みだす元となっている。現代文化に覆われたわれわれの精神の深層にこの野生体が潜んでおり、堪えがたいような生活上の文脈変化などのときに時折顔を出し、それが蛇憑依の症例となったと考えるならばアイヌのイムとの強い類似性も理解しうる。

意識深層の野生体は長い原生林との共生により形成されたものであろう。だからそれ自体がここ数千年の農耕文明の歴史で変わることはない。農耕文明により原生林とのつながりが切断されたとき、原生林での精霊にかわり文字の使用、一神教、交換経済などの農耕文化が意識深層の野生体を覆い生活を送るようになった。農耕文化の時代にもいろいろな形で野生体は噴出したのであろう、各地の狐憑きなどが代表的である。そして現代、商品経済、情報社会が厚く野生体を覆っている。そのような厚い現代文化に覆われた野生体は原生林の開拓村で育った患者の中で辛うじて強さを保ち、蛇憑依として現代の意識表層へ現れ出た。

その野生体は、現代において、アマゾン奥地に生活するピダハンをその難解な言語を理解するまで何年も共に暮らした伝道者D・L・エヴェレット（Everett 2008）が感じ取ることができたものでもある。彼の中の野生体が蠢き始めたときの情景を少し長くなるが引用したい。彼の妻と娘がマラリアに罹り死にかけ、二人をカヌーで運んでいた時のことである。

わたしは改めて、自分たちを取り巻いている美しい世界を眺めた。イペの木々は水面から四〇メートルも伸び上がり、幹の直径は少なくとも一メートルはあって、黄色と紫の花が周辺の緑から明るく浮き上がって見える。……遠くにはブラジルナッツの木が森から頭ひとつ抜きん出ているのも見えた。わたしは新たな視点で森を見ていた。自然は家族がなすすべなく死にかけているときでも美しいのだろうか。……けれども、ああ、神よ、ここはなんと美しいことか。……わたしは自然の内にその美しさを感じ取っていた。

彼は結局信仰を捨てた。ピダハンの何ものにもとらわれない自由な喜びに充ち溢れた生活を知ったからである。野生体は現代では忘れられた無上の歓びにつながる。

アイヌも知里幸恵が書き記したように、「天真爛漫な稚児のように、美しい大自然に抱擁されてのんびり楽しく生活していた彼等は、真に自然の寵児、なんという幸福な人だちであったでしょう」という境涯であった。そこには野生体が息づいていた。もちろん野生体は無上の歓びだけではなく、蛇憑依の症例のように譬えようのない不気味感をきたすこともある。硬直化した現代文化を遥かに超える情感がある。われわれの想像を遥かに超える神謡がある。しかし、現代、われわれは原生林から切り離され、人工化された環境に文化で繋がり生活している。われわれの野生体は意識の深層に潜んでいる。そのようなわれわれが野生体と繋がる道はあるのだろうか。

河田桟はその著『はしっこに、馬といる』(河田 2015)で野生の与那国馬との交流を描き出している。馬は集団で生活するため序列がはっきりしている。馬と人とが交流するには人が圧倒的に優位であることを示すために鞭や轡《くつわ》をもちいる。しかし河田は中年女性であり全く力はない。そして、鞭をつかうこともない。馬に対して絶対的優位を示すことは不可能だ。そのような彼女が馬と信頼関係を築くにはいくつかの出来事が絡んでいる。ひとつめ。台風の後なぎ倒された草しかなくなった牧場にいる馬に新鮮な草と水を運んでやると馬は魔法使いを見るような目で彼女を見る。ふたつめ。彼女の馬が他の牡馬に追い回されているとき「こら！　やめなさい！」と気を発し彼女がそれをとめることができたこと。みっつめ。彼女の馬が疝痛になったとき六、七週間密接に世話をし回復していったこと。このようにして信頼関係は醸成されていった。偶然の出来事が大きく関与している。そして馬のそばによりそい馬のこころがどう動くのかよく感じ取り、人が自分の感覚とからだを育てることが馬の野生と繋がるみちであるといっている。馬の野生と繋がるということは自身の野生体を手繰り寄せるということである。野生体との繋がりを大切に思い彼女は与那国島で小さな出版社をつくり自分の本を出版し生活している。野生体と繋がる道を生きることはかなり困難なことである。出会い、事件、感じとる力、周囲の理解と援助などの積み重ねに現れてくるものである。

河田は野生の与那国馬と繋がることができた。野生の与那国馬に野生体がありそれと自身の野生体とが繋がるのだ。馬のそばによりそい馬のこころがどう動くのかを感じ取り、自分の感覚を育てるのだ。その野生体は自然の生態系と一体化し生活することで生まれる心性である。その心性から生まれたものを精霊と言い、アイヌはそれをカムイと言った。森羅万象にカムイがありそこで生活することが無上の喜びであったのがアイヌや縄文人の心性だった。そのような心性が現代のわれわれにも残されているからこそ河田は野生の与那国馬とこころを繋ぐことができたのであろう。

このように河田が野生馬と心を繋ぐことのできた与那国島はどのような風土であり心性なのであろうか。久場政博はその著書『シャーマニズムと現代文化の病理』(久場 2017) で与那国島を含む八重山諸島での精神科医療の経験を述べている。そこには与那国島特有の風土と心性が描かれている。久場は八重山は「島そのものが、人と自然と神の『ゆるやかな』関係の一側面に過ぎず、山も大地も海も、島民と融合し、連続性をもったものである」としている。そして時間も空間も人間関係も「ゆるやか」であることがきわめて治療的であるとしている。「正気と狂気が判別されず、ゆったりとしたやわらかな、原初的雰囲気を醸し出す八重山的心性」が精神病状態に対しても良い効果をもちうることを実例をあげ明らかにしている。この原初的雰囲気を醸し出す八重山的心性は、まさに、野生体と通底するものである。

現代文化も数千年から数万年をさかのぼるシャーマン文化の表層に乗っているだけである。現代文化のわずかな裂け目から今にもあふれ出そうなシャーマン文化に今こそ目を向けることがわれわれの苦悩の根源を見つめることにつながる。憑依やシャーマン文化の背後にある野生体と繋がることが現代文化に押しつぶされそうなわれわれの進む道ではないだろうか。

野生体の観念体系

原生林の生態系に編み込まれて生活するとはどういうことなのだろう。原生林に足を運ぶと土の一粒一粒から木々の梢、野生のリスから鳥たちまですべてが繋がっていることを実感する。植物は土中に根を伸ばし土の中のバクテリアと相互にやりとりし栄養を補給し、茎から葉や花へ養分を送り日差しを受け空気を同化しエネルギーとする。そこに蜂や蝶が集まり蜜を吸い受粉する。互いに繋がり、捕食し捕食され朽ちるとバクテリアが分解し土となる。そしてまた植物が生えてくる。原生林自体が一つの生命体であり、そこに様々な生き物と大地と空気と太陽と水が流動している。生態系は常に動き変化している。そしてそこに生きるものたちは死んで分子にまで分解し、そして、新たな生命となる。原生林で活動するものがすべて生きて死ぬことで原生林の生命は続いていく。人間はこの生態系から分離し巨大な保育器をつくりその中で生活している。縄文人やアイヌやアマゾンの原住民やシベリアのユカギール人などの自然の生態系に編み込まれて生活してきた人々は、そこから切断されて生きている現代人とは極めて異質な心性を有している。原生林の生態系がはぐくむ心性とはどのようなものなのか、知里真志保の伝えるアイヌの生活誌とユカギール人の事例から野生体についてさらに掘り下げ考察してみたい。

知里真志保はアイヌ人でありながら現代の高等教育を受け、その知的洗礼を受けた後にふたたびアイヌの生活誌やアイヌ語についての研究を行った。アイヌの心性や生活を知り尽くした上でのアイヌについての記述であるがゆえに稀有なものであり貴重である。知里の記した文章からアイヌの観念体系を覗いてみたい（知里 1973）。

アイヌの儀式で最も知られているものはイオマンテ（熊祭り）である。そこでのアイヌの思考法について知里から引用しながら考察したい。

冬になって山入りの時が近づくと、あらかじめ猟運を確保するためにいわゆる幸先を祝って、熊祭りなるものを行ったのでありますが、その際、前に述べたような仮装舞踏劇が演じられたのであります。すなわち、シャーマンの一人が狩りの獲物である熊、つまりそれが山の神なのでありますが、それに扮して人間に殺される様を演技するのであります。神謡の述べるところによれば、彼は忽ち熊になり、熊の鳴き声をして「フウェー、フウェー」とか、或いは「オウェー、ウェー」とか云いながら、場内に現れて舞を舞います。その舞の中で、彼は、冬ごもりの穴から出てきた熊が山を彷徨しているうちに人間の狩人に会ってその手に討ち取られるに至る経緯――それを神が天国なる自分の家を出て肉を手みやげに人間の里を訪れ、気に入った者を見付けてその者の許へ「お客さんとなる」というふうに所作で表わすと同時に、その所作の一つ一つを言葉に表して歌うのであります。

イオマンテは古くはこのように行われていた。シャーマンが壁に掛けてあった熊の毛皮を身にまとい、熊に扮して歌い舞う。そこには、アイヌの訪れる神に対してもっている独特な考え方がある。山から降りてくる熊と出会うことは、熊の毛皮の風呂敷に包んだ熊の肉をみやげにしたカムイとの出会いであり、熊が死ぬことでカムイは本来の霊的な姿に戻り酋長たちから歓待を受けるということである。熊を狩るという殺伐とした印象はまったくない。そしてアイヌは熊という獣と暮らしているのではなく、熊の衣を着たカムイと生活している。カムイが生活の中心であり物質的対象は従である。すべての生き物そして岩石などの生きていないものもカムイを宿しアイヌの人々はそれらのカムイと暮らしている。このカムイという観念体系がアイヌの現実の裏打ちをしている。原生林のなかで熊のような猛獣と暮らしていてもわれわれのように恐怖におびえることはない。熊を狩るのも熊の肉を毛皮の風呂敷で包んで土産として持ってきたカムイと出会うことなのである。われわれと物事の捉え方が全く異なる。アイヌは原生林のなかでカムイとともに暮らしている。この世には精霊が満ち溢れており、それは神謡や日々の歌とともに日々の生活に深く浸透している。熊も肉体は付属物であり、そこに宿るカムイがアイヌと共に生活しているものである。その他もろもろのもの自体ではなくそこに宿るカムイとともにアイヌは暮らしている。原生林そのものが一つの生命体としてありそれをカムイと感じとる。それが野生体としての心性となってゆく。

そして、ユカギールの世界では、人間、動物および生命なきものを含むあらゆるものが「アイビ」、すなわち私たちなら霊魂もしくは生の本質と呼ぶであろうものを持つと言われる。ユカギール人は生まれると死んだ親戚のアイビと本人のアイビの両者を持ち、名前も死んだ親戚の名が与えられる。一つの身体に二つのアイビがいる。そして、その二つのアイビの観点が時として入れ替わる。それが人格変換とわれわれがいうものである。そのようなことが可能となるのは一人の人間にことば身体、ことば世界、ことば行動という観念体系が内在し、その観念体系が幼少期から本人と死んだ親戚のアイビのもとに構成されており、一つのアイビから、もう一つのアイビに入れ替わるからである。このように原生林での狩猟生活では、物質としての肉体や物そのものではなく精霊をもとにして世界を捉えている。精霊をもとにした観念体系、すなわち、ことば身体、ことば世界、ことば行動という観念体系が古代的思考のもとに構築されている。

アイヌやユカギール人の住むアニミズムの世界では、森の生態系という大きな生命の一部として生きて死んでいくことの繰り返しの中で、避けようのない理不尽な運命や突き抜けるような喜びを感じその集合的な複雑な感情がやがて精霊という観念に育っていく。大きな生命の分身としてすべてがあるという観念体系がアニミズムである。古代的思考で形成されたその観念体系は体の各部分が主体を持っていたり、一人の人間に二つの主体が入っていたり、熊であっても相手にするのはそのカムイであったり、今のわれわれの物質的論理的世界観では捉えきれないものとなる。

幼少期、開拓農家の子として原生林で育った蛇憑依の症例では、大自然の中で生まれ育ち、言語獲得期に身の回りにあるものそのものになることで言葉を血肉化していったのであろうが、その対象は身近な原始の森のものたちであった。受肉化された大自然が彼女の内に胎胚し、言語獲得とともに大自然に満ちた観念体系を身にまとったのであろう。受肉化した大自然は野生体として彼女の内に留まり蛇憑依があらわれた。

現代人にも痕跡にように野生体が残存しているのであろうが、観念体系にまで育つことはなく、現代文明に押しつぶされそうになったとき、ときとして河田のようにどうしようもない衝動として現れてくる。蛇憑依の背後にはことば身体、ことば世界、ことば行動の観念体系が、それらを生みだす複雑な感情が、さらにはそれらをも包括する太古から育まれた生命の本質である野生体がある。

*注――江口重幸はこのようなごく軽度の解離を微小解離と表現している。

†文献

Bergson, H. (1932) Les Deux Sources de la Morale et de la Religion. Presses Universitaires de France.（中村雄二郎＝訳（1965）『道徳と宗教の二源泉』白水社）

Bergson, H. (1939) Matière et Mémoire : Essai sur la Relation du Corps à l'Esprit. Presse Universitaires de France.（竹内信夫＝訳（2011）『物質と記憶』白水社）

知里真志保（1973）『知里真志保著作集3――生活誌・民族学編』平凡社

Everett, L.D. (2008) Don't Sleep, There Are Snakes. Pantheon Books.（屋代通子＝訳（2012）『ピダハン――「言語本能」を超える文化と世界観』みすず書房）

Good, B.（1994）Medicine, Rationality, and Experience : An Anthropological Perspective. Cambridge University Press.（江口重幸・大月康義ほか＝訳（2001）『医療・合理性・経験――バイロン・グッドの医療人類学講義』誠信書房）
Janet, P.（1907）The Major Symptoms of Hysteria. The Macmillan Company.
Janet, P.（1910）Les Névroses. Ernest Flammarion.（高橋 徹＝訳（1974）『神経症』医学書院）
河田 桟（2015）『はしっこに、馬といる――ウマと話そうII』カディブックス
金田一京助（1961）『アイヌ文化誌』三省堂
久場政博（2017）『シャーマニズムと現代文化の病理』弘文堂
Lévi-Strauss, C.（1962）La Pensée Sauvage. Plon.（大橋保夫＝訳（1976）『野生の思考』みすず書房）
リュシアン・レヴィ＝ブリュル［山田義彦＝訳］（1953）『未開社会の思惟』岩波書店
大島直行（2014）『月と蛇と縄文人』寿郎社
大月康義（2011）『語る記憶――解離と語りの文化精神医学』金剛出版
関場不二彦（1896）『あいぬ醫事談』東西書屋蔵版
Willerslev, R.（2007）Soul Hunters : Hunting, Animism, and Personhood among the Siberian Yukaghirs. University of California Press.（奥野克巳、近藤祉秋、古川不可知＝訳（2018）『ソウル・ハンターズ――シベリア・ユカギールのアニミズムの人類学』亜紀書房）

語りの地層

表層の語り、深層の語り

語りには地層のような表層から深層に至る種々相がある。そのような断面は精神科診療の診療場面においてはじめて現れてくることがある。それは個人の心の内奥へと至り、さらに個人も解体し言葉と個の成立の原初にまで至る。このことについて考察していきたい。

精神科診療では患者の語りからその生活状況、精神状態などを把握してゆく。それと同時に全体的印象が大きな比重を占める。それら両者から患者の全体像を描き出し考え感じ取ってゆく。まず、患者の語りから考察をすすめていくのだが、その前に言葉を語るとはどういうことなのか、それがあまりにも慣れ親しんだことなのでことさらどうと言うことは難しい。そこで、俳優がセリフを言うとき、台本を暗記してセリフを言うという次元をはるかに超えた、ドラマの人物そのものに身心ともになりきって自然にそのセリフが口をついて出るという次元で語り出せる俳優の、セリフを語り出す過程を追ってみたい。高倉健はそのような高い次元での語り出しのできる稀有な存在の一人である。彼は「あなたに」という映画で刑務官の役を演ずる。映画の舞台となる平戸について知るため、まず、平戸を題材にした小説を幾冊か読み、平戸の歴史を勉強し、平戸に赴いたときには、商店街の人々と言葉を交わし、漁師に話を聞き、子供たちと遊ぶ。そして平戸の町を散策しながらその町の雰囲気を感じ取ろうとする。山の斜面にある墓地を見て彼だけが墓に添えられている花が毎日変えられていることに気づく。そこから、町の多くを占める漁師たちがその日漁に出かけても無事戻れるかわからないからだと思い至る。そして、町の雰囲気を「物悲しい」と言う。高倉健が、主人公が町の人々の犯した犯罪に気づき、それを見過ごし許そうと決意する瞬間のごく短いセリフを言うとき、その役になりきり、ごく自然に涙をながす。見ているほうは漁港の岸壁に溶け込んだ彼があまりにも自然であることに驚く。高倉健がセリフを言うとき、町の歴史、町の雰囲気、町の人々との心の交流、それらすべてがひとつに集まり語り出しとなっている。患者の語りに耳を傾けるときこのように全体が凝集し語りとなっていることを意識しなければならない。

これは我田引水と言われるかもしれないが、われわれ精神科医が地域に住み、町の歴史を共に歩み、災害や天候の不順、町の事件などを共有し、町の雰囲気を知り、患者との対話の中で自然と語り出すとき、同じような過程をたどっているように思える。すべてのものが集まりそれが言葉への道を切り開いていくのだ。そして、そのとき精神科医に最も求められるのは感じることである。語ることの根底にはその世界を感じることが要請される。

まず、日常的によく出会う症例の語りを提示したい。

症例1

四〇歳女性。小学五年の息子と中学一年の息子がいる。夫は自動車会社経営。秋も深まる頃受診。受診票の受診理由には「(悩み事が多く睡眠不足)動悸、体がだるくやる気が出ない」と書かれていた。診察室で「何をしてよいかわからない。パンク状態。一年前にも動悸、不眠で調子が悪くてM精神科を受診した。眠剤と抗不安薬が処方され、服用してみたら薬が効きすぎて起きられなかった。また、医師からの問い詰められが多くそれから通院しなかった。今年の四月から次男がバドミントンを始め週六回送迎があり、行けない時もあり他の保護者からいろいろ言われるようになった。家族ぐるみで仲の良かったお母さんからも言われ、次男もどうしても続けたいわけでもなく九月に辞めた。それ以降は、少し眠れるようになった。次男は小学五年にもなるのに夜尿症がある。泌尿器科にも行っているがよくならない。夫が小学六年まで夜尿症があった。遺伝かもしれない。このことは他のお母さんたちには言えず、合宿などもあるので結局辞めることになった。夫との関係がうまくいかない。四年前に会社の経営を始め、それ以来会社のことばかり。同居している私の母は両股関節が人工関節であり、家事はすべて私がしている。日曜日に家族で出かけることもなくなった。私も仕事をしており、仕事中の話の内容を忘れてしまう。駐車した場所も忘れてしまうことがあった。日中、動悸が激しくパニック状態になったこともある」と語った。

この語りにわたしは違和感を感じた。それは精神科を受診するほどの問題があるように感じられなかったからである。そして「旦那さんの問題ですか?」と尋ねた。「夫とのこと根本的なこと信じられていない」との答えに、もう一段掘り起こす必要を感じ、「浮気ですか?」と続けた。「そうなんです。今まで何度もあって。夫が、それなら互いにGPSをつけようと。母は全部知っていて、夫のことを絶対ゆるさないと」。このことを聞いた時、わたしは次男の夜尿症の問題、母親の介護、自分の仕事、そして、夫への激しい怒りとそれを抑え込んでいることからのいらだちや無気力感に押しつぶされそうになっている現実が一度に感じ取られた。激しい怒りを感じる現実を抑え込んでいると健忘が頻繁になる。健忘の原因も見えてきた。知り合いのお母さんたちとの表層の語り、精神科医に話せる次男の問題、母親の介護、夫との不和の語りの層、母親しか知らなかった夫の浮気についての深層の語りと、語りが層をなしている。精神科臨床ではこの層状の語りの断層を垣間見ることがしばしばある。そこから遺跡を丁寧に掘り起こす作業が始まる。

次に患者の語りに当惑を覚えた症例を呈示したい。

症例2

六一歳女性。夫はカラオケ店経営。本人は液化ガススタンドに午前中勤務。未婚の娘と離婚して同居するようになった娘とその子とで暮らしている。三年ほど前にめまいがひどく耳鼻科入院後も改善しないため当院を受診した。抗うつ剤安定剤などで症状は落ち着いていた。昨年八月に突然「夫から離婚したいと言ってきた。実は一〇年前から別居状態だった。夫はカラオケ店で寝泊まりしていた。彼女ができたようだ」と打ち明けた。その後、今年のはじめに道営住宅に一人で移り住み、ガススタンドの仕事に加え午後に掃除の仕事をするようになった。「生まれてはじめて一人になって寂しい」と言っていた。その年の七月受診時「掃除の仕事は週二回行っている。体力がなくて大変だ。さみしい。娘のところへ行ったときは楽しかった。マッサージに行っている。そこの先生ブラジャーの中に手を入れて揉んでくるんです。一人でいるのわかってから」と話した。それは問題のある治療院だから別のところへ行ったらいいと言ったが、「他のところは合わないんです。そこはとても上手なので」と言い治療院を変えるとは言わなかった。これは治療師の行為に対しアンビバレントな感情をいだき自分でもどうしてよいかわからなくなり、わたしに話したのだと思った。一カ月後、「家の近くの治療院の先生五〇代でセクハラまがいのことをする。そこに行きたくなくて。私が一人になったの保険証が変わってわかったようだ。ブラジャーの中に手を入れてくる。『前は嫌です』と言ったらうつぶせにされ、お尻の割れ目に手を入れてきた。治療とは違う感じ」と話した。このようなことを診察室で事細かに話され、化粧の匂いもきつく頭をかき回されるような当惑を覚えた。六〇代女性のエロスの残り香を嗅がされたような気分であった。わたしの診療所の看護師はこの治療院の近くに住んでおり子供もかかったことがあり、よくその治療師を知っていた。その治療師はスポーツ少年団のスポーツ障害もみており、とてもそのようなセクハラまがいのことをするような先生ではないと言う。それではこの患者はわたしをエロチックな話で当惑させようとしたのであろうか？　ともかく、わたしが彼女の語りから感じたものは痛切な寂しさである。その寂しさの情感が彼女の語りに凝集したのであろう。語りの深さは尽きない。

症例3

四八歳男性。一〇年前に妻が亡くなり一人暮らし。地方都市の水道局で働く公務員。主訴は、フラフラする、集中力低下、動悸である。受診時次のように語った。「本年二月頃から業務量が増えていった。七人の仕事が三人退職し四人になり九月には三人になった。水質検査に加えて、施設管理の維持なども増えた。午前四時まで仕事することもある。九月頃より歩いているとふらつくし、集中力も低下した。ミスも増えて危ないなと感じた。仕事を辞めることも考えている。うつ病かなと思いこのままではまずいと思い受診した」。

この五日後、同じ職場の男性が受診した。

症例4

四〇歳男性。水道局に勤めて二〇年。独身である。受診時の主訴は仕事量が大量にあり残業が常に深夜まで続き土日も仕事をしていたところ寝不足になり、胸が締めつけられ、息が詰まる、めまい、立ちくらみ、脱力感があるとのことであった。診察時の語りは次のようであった。「上司が厳しくパワハラがあり、休みが欲しくても『仕事が残っているのに休むのか』と休ませてもらえない。寝不足も続き最近は胸も締めつけられる。仕事を辞めたい。このままいなくなりたいと思うこともある。自分でどうしたらよいかよくわからず、診てもらいたいと思い受診した。残業が一カ月に一〇〇時間を超え労基署に行ったがあきらめた」。

症例3、症例4の語りは同じ職場で最後に残った三人の内の二人のものである。おそらく局長に問題があり、人員が減っていっても対処できず、厳しいことを言うだけであるため従業員が次々と辞めていきこのような事態となったのであろう。この地域では職が無く、公務員を辞めると無収入となってしまうため、四〇代の二人は辞めるに辞められず苦しい状況になったのであろう。彼らの語りはほとんど同じであり、個人の語りというよりは社会の中のこのポジションにいたなら同じ語りをせざるを得なくなるという意味で、このポジションが語るとも言える。このように語りには語りの主体の輪郭がぼやけるという一面がある。

症例2では離婚し一人暮らしになり経済的にも不安定な状態になり、孤独で寄る辺のない将来に不安を抱える状況における寂しさの強い情感と残り火のようなエロスが語ったとも言え、ここでもまた主体の輪郭はぼやけ、状況と情感が語るという面が認められる。

症例1では夫の浮気に対する抑え込んだ激しい怒りからの身体的不調、両股関節が人工関節である母親の介護、夜尿症の次男の問題などで身動きがとれない状況での深層の語りがあったが、そのさらなる深みに本人も気づかなかった語りがある。わたしの「これからどうするおつもりなのですか？」という質問に出会い、はじめてその問題を意識し、しばしとまどった後に「子供が大きくなるまでこのままでいく」という語りがあった。このような状況下で離婚を選択する例も多いが、母親と子供たちへの情から子供たちが大きくなるまでは離婚せずに堪えていくことにするということは内面の深いところで考えていたのであろう。診察室で今後の問題について質問され、それまでの考えが凝集し「このままでいく」という語りになった。対話によりそれまで不定形であった語りが形をなしていく。それは主体に対してではなく語りそのものに耳を傾けるときに生起する出来事である。

わたしはここまでいくつかの症例を挙げ、語りには層状の深みの違いがあること、深層の語りは主体が明確ではないことを示してきた。それがなぜ起きるのかを言語獲得期に性的虐待を受けた症例から考えてみたい。対話的民族誌の手法で聞き取っていったもので、つかみどころのない症例を掘り起こしたものである。少々長くなるがそのまま呈示したい。

とらえどころのない鵺的症候への対話的民族誌によるアプローチ

従来の診断分類ではあてはまるものはなく、治療的にも効果的な薬物がなく、かえって薬の大量服用のくりかえしとなり対処困難な若い女性の症例に遭遇する機会が増えてきた。このような症例に対し対話的民族誌（大月 2011）の方法でアプローチを試みた。その結果、そのような症例の基底に解離が横たわっており、そのことが症例理解を困難にしていることがわかってきた。解離に伴い自己が解体し欲動のままに行動し、非現実的で無気力な心性を生み出すことがみいだされた。

症例5

初診時二三歳女性。旧産炭地のB市で生まれ五歳から小学四年までS市、小学四年から五年まで三重県、小学六年から再びB市で生活していた。中学に入り、先生が嫌で友人もいらないと作文に書いたところ、先生に目をつけられ、ことあるごとに呼び出された。生来茶色系の髪であるのを染めていると言われ、椅子を蹴られたりし、こわい思いをし、学校へいかれなくなった。友人もできなかった。中学二年から三年まで市の相談室で勉強し卒業した。地元の高校へ入学したが中退し、通信制の高校を卒業し音響関係の専門学校へ進学したが半年しか続けられなかった。家で家事手伝いをし、たまに父母の経営する寿司屋の手伝いをしていた。S市で働く二歳年下の妹と四六歳の母親と母方の祖父母と同居しており、父親は店では一緒になるが母方の祖母と仲が悪く、自分の祖父母と暮らしていた。

X年八月に母親と受診した。「夜不安になる。寝るのが怖い。人が怖いというのはない。めまいや立ちくらみもある。お店でお父さんといると硬くなる。自分の腕とか切ってしまう。何がしたいのかみえない」といった訴えがあった。小柄であるがかなり太っており色白、髪は長く金髪に染め、お人形のようなファッションだった。軽い抗うつ剤と眠剤を処方した。その後も不安と沈んだ表情が続いた。不眠の訴えが続き、眠剤が徐々に増えていった。「現実感がなく、高校生のころから自分を客観視する。現実にふれていない感じがする。なんとなくポワーンとしている。家ではテレビを見たり音楽を聴いたりしている、息を吸いにくい感じがする」といった訴えが続いた。抗うつ剤を増量した。「寝つきが良くない。気分は沈んでいる。不安は少し減った。漠然と生きているのが不安になって、悲しくなり、リスカしてしまう」と言い、寝られない、調子が悪いといった訴えが続き、自分から、心療内科にかかっているメル友から聞いた薬のリストを持ってきて、これを処方して欲しいといった。それをそのまま処方したが三週後にはまた寝られない、途中で目覚める、幻覚が見える、天井が揺れるなどの症状を訴えた。さらに人の声が聞こえる、とはじめて訴えたことから、眠剤を変更し、寝られるようにはなったが自傷行為は続いた。その二週後から過食の訴えがでてきた。

さらに二週間後のX＋一年二月には「少し沈むとかではなく激鬱がある、寝られなくてリスカする」と言った。その一週後、母親だけが受診しこの薬にして欲しいと本人からのメモを渡した。恐らくメル友からの情報だろうと思ったがそのまま処方した。七月に、「自分から勝手に薬を変えている」と言った。向精神薬を飲むように少し強く言いふくめた。そのほかに母親からも眠剤をもらって内服していた。その後は睡眠についての訴えはほとんどなくなった。過食傾向が続き、九月には炭水化物を抜くダイエットを始めた。おなかが空くというのでところてんを食べるよう助言した。一二月二八日受診時、腕に丸い火傷の跡をいくつもつけていた。タバコの火を押し付けて自傷したとのことであった。クリスマスの日に父方の祖母の家へ行ったところ祖母のお金が無くなったのを本人のせいにされイライラしたからだとのことであった。その祖母は物忘れが多くなってきていた。

X＋二年二月八日に母親から本人の障害年金の申請をしたいとの申し出があった。二月一五日に母親だけが受診し、本人が四歳から七歳まで父親の兄から性的虐待を受けていたことを打ち明けた。祖父はそのことを知っていたが何も言わなかったとのことであった。二月二二日に障害年金診断書をＰＴＳＤの病名で書いた。社会保険事務局から病名についての疑義があり結局申請は却下された。その後もリストカットは続いた。その後も死にたくなるという訴え、不眠傾向、過食傾向が続いた。一一月の受診時、「昔から友達という友達はいなかった。自分のことを知られたくない。食べすぎは大丈夫」と言い、症状が少し治まってきた。そのころからネットオークションで自分の作ったケータイ飾りを売ったりしはじめた。一二月二七日母親と口喧嘩し久しぶりにリストカットした。「父親といると気を使う。中学のとき学校へ行かないことについて頭ごなしに怒られた。本当の話ができない。母親は昔から妹を連れて家を出たりしていた。そのときわたしは置いていかれた」と話をした。

X＋三年一月、「夜中に気づいたら外にいた。夢で呼ばれた」と夢中遊行があったようだった。三月末の受診時、「生きている意味がわからなくなって。過去とか夢に見て。消せない過去。いつか誰かに過去がばれるんじゃないかと不安だ。自分が自分じゃないようだ。わたしを性的虐待した伯父はわたしが高校生のときに死んだ。祖母は知っていても知らないふりをしていた。母親は家出を繰り返していて、わたしは祖母の家にあずけられて、伯父がわたしの世話をしていた。父親はそのことを知り、切れて母親にあたった。母親は妹だけを連れて出て行った。父親にはわがままが言えない。父親の前では良い子を演じるしかない」。この日はよく話をした。自分はいらない存在じゃないだろうかということが多くなった。七月に両親が寿司屋をやめた。父方の祖母が本人に化粧品販売の後を継がないかと打診したが本人は自信がないとあまり乗り気ではなかった。八月、「最近自分が誰なのかわからない。自分を客観的に見る。空白の時間がある。リスカしても記憶がない。他人から否定されるのが怖い」と語った。九月には「なんだかんだ言って、自分が一番悪いのかと思う。自分が許せなくなって、存在していることが申し訳ない。父親が働かない。わたしとしては離婚してほしい。父親と母親はもう何年も別居している。父親が嫌いだ。中学の不登校のときから。父親はお前が悪いと言っていた。父親と暮らすのは嫌だ」と語った。その後再びリストカットが続いた。一一月、「買い物が止められない。二カ月になる。ヤフー、楽天で注文する。わたしはお金がないので、祖母にお金を貰う。本当に欲しいものはお金では買えない。それは好きな人。具体的にいる人だが妻子持ち。メールで知り合い、一回会ったことがある。欲しいものへ向かっていけない。買い物はもう一〇万円を越えている。ケータイで注文してしまう」と言った。

X＋四年一月に障害年金診断書の病名を統合失調症に変えて申し込みをした。三月頃まで買い物は続いたが三月の末には買い物は止まった。四月に年金が受給される報せが来た。母親はスナックで茶碗洗いをし、金曜と土曜には本人はそこへ母親と一緒に行き、客と話をするようになった。五月にかなり深くリストカットし、B市の市立病院で縫合してもらったがそのことは覚えていなかった。訳を聞くと、「スナックで仲良くなった人を待っていたが来なくて、三時間待った。車の中でわれに返った」とのことであった。二週間後の受診時、「あのスナックの客は来ていない。別に好きな人ができた」とのことであった。その二週間後「好きな人とHした。その人は三三歳。結婚しようと言っていた。もしできていたら子供を生みたい」と言った。その二週間後、「婦人科受診しているがまだ妊娠したかどうかはわからない。三日後にわかる。相手の人は知的障害者だった。施設で生活している人だった。二日前の日曜日に自分と母親とその人で会って話をした。治療費を出してもらうことになった。もう会わないようにする」と言った。二週間後、「妊娠は大丈夫だった。母親にお金を貸したのに返してくれず、喧嘩になり、そのあとでリストカットした。縫合した。体重が二〇キロふえて九〇キロになった。身長は一五六センチ」。その後もリストカット、過食、買い物は続いた。一二月に母親が店を解雇された。

X＋五年一月一三日、「年明け早々失恋した。二日に知り合い、五日に別れた。ショックが残っている。わたしのタイプだった」と言った。左手の手首にリボンの刺青が施されていた。E市まで通って彫ったとのことであった。一月二三日に市立病院精神科からの手紙を持参して受診した。一月一八日に薬を大量に内服し入院となり三日間保護室でベッド上拘束され点滴を受けていた。三環系抗うつ剤を一、〇〇〇mg以上内服しており、命にかかわるとのムンテラであった。拘束を解かれ面会できるようになると母親と妹と時間外まで勝手に面会を続け、ことの深刻味が感じられず、顰蹙をかっていた。退院と同時に当院受診するよう病院の担当医に指示され来院した。本人によると「あの好きな人に、返事が来なければ死にますとメールに書いて送ったが返事が来ず、薬を飲んだ」と他人事のように語った。長い金髪はいつものままであったが、いつものピンク系のお人形のようなファッションではなく、小柄で太った体に入院中身に着けていた濃いグレーのジャージだけをパチパチに弾けそうに着ており、それこそ金髪の熊のぬいぐるみといった感じで、死にかけたことなどまったく意に介さずそこにいた。

言語獲得期と解離

このような鵺《ぬえ》的症候を現してくるものに対しては診断項目による診断では対応しきれない。そのようなとき民族誌的に患者の語りを傾聴しつつ直接目に見えない精神症候を感じ取りその感じ取ったことを言語化し、症状理解を組み上げていくことが求められる。

民族誌的に聞き取ったことから明らかとなった第一のことは、彼女が極めて解離をおこしやすいということである。深いリストカットしたときにはそのことについての記憶はなく、痛みも感じていなかった。煙草の火を腕に押しつけたときも同様である。刺青も痛みもなく平気でした。これらは解離した身体である。また、夢中遊行があり夜中に外へ出ていった。記憶も空白の部分がある。自分を傍から見ている意識がある。これらは解離した精神である。彼女の主体は極めて解離をおこしやすい。

何故このように解離をきたすのであろうか。このことを理解するためには彼女の四歳時へと遡る必要がある。小児期後半の四歳ころには子供は言語獲得がかなりすすみ日常会話がかなりできるとともに絵本などの読書体験も始まっている。絵本の世界に入り込み登場人物になりきったり、ストーリーの中で冒険を体験したりする。同時に、ごっこ遊びの時期でもある。母親になったり、赤ちゃんになったり、ドラマのヒーローになったり自在に変身する。まさに解離全盛期である。これは言語獲得と表裏一体である。そして、ウルトラマンになっていても、お腹が空くとハッと我にかえり家に帰って普段の生活にもどる。

このような解離が盛んにおこなわれる時期に本症例の最も核心となる出来事が起きた。四歳から七歳にかけての伯父からの性的暴行である。四歳の彼女にとって理解しがたい異様な戦慄恐怖をたきおこしたこの事件は、解離によって主体が逃れる以外に対処のしようのないものであった。そのときの記憶がすこしでも意識にのぼると強烈な恐怖と統合失調症に比肩しうる幻覚妄想が出現する。本症例でも幻覚、幻聴がみとめられた。主体は、この後、この解離で危険や困難から逃避するように編成されていく。本症例では解離した自己とそれを傍からみている自己意識という意識形態が常態化していった。

鵺的症候において容易に空想する物語に主体が入り込んでしまうように、幼少期の言語獲得期に心的外傷体験を蒙ると、空想的物語への移行が常態化してしまう。それは、言語獲得期において、言葉は単にモノやコトを指し示すのみならず、たとえば、「おかあさん」という言葉でそのものになりきり、その気分動作を体験しその言葉を自分のものにするというように、この時期、言語獲得と解離は密接な関係にあることによる。そして、この時期、首尾一貫した主体はない。幼少期には言語世界を自在に飛び回ることができたのだが、大人になるという過程を経て、時計の時間を生き、生産関係の中に入るにつれ首尾一貫した主体として形成され、眼前の現実にはりついた言語世界を生きるようになる。すなわち、社会的存在となることで自己の一貫性が教え込まれる。しかし、それはどこまでも表面的なことであり、強い衝撃的事件により言語世界の別のストーリーに取り込まれる機会はいくらでもある。また、鵺的症候のようにもともと解離傾向にあるものが、社会関係から孤絶し、不登校、引きこもりが続き、母子関係の中だけで自由にふるまっていると、社会的自己の形成は阻害され、空想的物語へと入り込むことが多くを占めるようになる。このように解離症例をみてくると、心がゆるみ社会的自己であることから解放されると、主体が自分を動かし語るのではなく、解体した意識の深層で欲動とそこから派生するその時々のストーリーによって動かされ語らされているのではないかという思いがしてくる。

言語獲得期にはことばになりきり、ことばを生きることでことばの意味を獲得し、感覚で捉えたものを言語化し世界の言語的構成をするとともに、次の行動の構成をことばで行う。さらには未来を言語的構成することも試みるようになる。「明日動物園に行きたい」などと欲動を言語化し行動へと向けていくようになる。本症例が示すように、この言語獲得期に性的虐待などがあると、解離が苦痛や恐怖からの逃避の道具となり、解離のために欲動の言語的構成や未来の言語的構成が阻害され、行動を組織化し未来へ向かうことができなくなる。衝動的行為の繰り返しとなる。普通の解離である症例1では、どうしてよいか迷っていても深層の語りが「子供が大きくなるまでこのままでいく」という形に凝集することで未来への行動が形作られる。それが病的解離である本症例では状況や欲動がことばへと凝集することがなく、深いリストカットや薬の大量服用などの衝動行為となる。

上にも述べたように解離には本症例やジャネの症例（ジャネ 2011）のような病的解離と、誰にでもある読書中や運転中の解離やテニス選手がゾーンに入ったとき、役者が役に入り込んだときの解離などの普通の解離がある。病的解離では解離することにより自己組織が解体し行動の構成がなされず、欲動のままに動いてしまう。また、催眠状態に入りやすく暗示の影響を強く受ける。普通の解離では解離がすすむほどスポーツや演劇など自分の習熟したことへの没入が深まってゆく。そして客観的自己が消えていく。意識下に組織化された習熟した技能が自動的に動き出し、スポーツであればその試合に入り込み集中がたかまり意識せずに最高の考えられないようなプレーができたりする。演劇であれば劇に入り込み迫真の演技をする。そのようなきわめて高い集中を要請される特別な舞台上での解離とは別に、われわれは対話において解離状態になっている。夢中で話題の中に入り込んでいるとき時間の経つのも忘れてしまう。診療で患者と語り合うとき、われわれはしばしば解離状態に入り込んでいる。症例1の夫の浮気の語りのとき解離状態であった。症例2の治療師のエロチックな話のときもまた解離状態であった。解離が深まるとき深層の語りとなる。催眠の名人であるミルトン・エリクソンは相手を催眠にかけるために自らも催眠状態になったという。診療中の深い対話は解離の中で行われている。気がつくと診察を待っている患者たちのカルテが山積みになっていることもしばしばである。相手と自分の解離をコントロールし、対話を楽しめていくとき対話的民族誌が組みあがっていく。語りの断層がそこに現れる。

野生動物は密林の微細な変化も逃さずことばとしてとらえ活動する。草叢の動き、大鷲の旋回などが直接ことばとしてとらえられ野生動物の動きとなる。人間は自然から切り離されているため、環界や自己や身体を一旦言語化し言語的に編成し世界や自己や身体の骨格を組み立てている。九歳で失明、一八歳で聴力を失った福島智は『僕の命は言葉とともにある』(福島 2015)で、言葉の世界と他者とのコミュニケーションだけがすべてである世界を描いている。眼前に見え、そこに聞こえる世界は言葉で裏打ちされていることを立証している。しかもクリフォード・ギアツが言うように少年が片目をつぶったのを見てもそれがウィンクしたのか、道端の少年に合図を送ったのか目にゴミが入ったのかは言語的文脈がなければわからない(Geertz 1973)。一つの現象に対し多くの文脈がありうることを彼は厚い記述と言った。そのようにここにある世界も厚い記述によって裏打ちされ、それを使いこなすことで世界把握が可能となる。見えているだけでは何もわからない。行動も、状況把握し他者の話を聞き、次に何をするのかを言語化してはじめて行動となる。世界把握と行動は言語的構成が裏打ちしているから可能となる。症例5では「最近自分が誰なのかわからない。自分を客観的に見る。空白の時間がある。リスカしても記憶がない。他人から否定されるのが怖い」「なんだかんだ言って、自分が一番悪いのかと思う。自分が許せなくなって、存在していることが申し訳ない」といった語りがある。自己の言語的構成が極めて貧困で否定的である。解離しやすく自己の統合が弱い。無気力となるのもうなずける。そして行動への言語的構成が出てこない。このような自己組織の貧困が鵺的症候の根底にある。患者の言語的構成を見出していくことが症状理解に繋がる。

自己の統合が強まるにつれ表層の語りとなり、もっとも表層の損得の日常生活では、語りは単なる情報交換になる。逆に解離が深まると深層の語りとなっていく。巫女は最も解離が深まった状態で神的存在と通じあう。そこでの語りは解体した個が神のことばを告げる。最も深層にある神のことばの世界、神話の世界、神謡の世界、民話の世界、物語世界、現実の厚い記述の世界が層状に重なり合って深層の語りから表層の語りへと語りは地層をなしている。

ハイデガー言語論と深層の語り

精神科臨床では日常の談話とは異なる深層の語りに出会う。狂気とはまさに詩的言語との出会いである。このような非日常的言語への考察をさらに深めるために、ハイデガーの言語論を参照してみたい。詩的言語はまさに深層の語りであり、古には神のことばであり、神謡であった。そのような言葉をどうとらえたらよいのか、彼の「言葉への途上」(Heidegger 1959) を参照し考察してみたい。

そこでハイデガーは、詩人こそがいまだかつて語られたことのないものを、言葉までもたらしてゆくという経験をしており、みずからが言葉について得た経験を、言葉にまでもたらさざるを得ない、という境地にまで達することができるのですと言い、シュテファン・ゲオルゲの晩年の、ほとんど歌といってもよいような、純粋な詩の中のひとつ、「語《ことば》」(Das Wort) という詩を紹介している。

語《ことば》

遠くはろかな秘蹟や　夢にのみ見るものを
くにの際まで　私はもたらしてきた

そしてじっと待ち続けた　霜いただく運命の女神が
おのが泉の中にものの名を見出してくれるまで――

そこで　私はそのものを抱きしめることができた　かたく　つよく
いま　それは　このさいはてのくにに　花と開き　光り輝いている……

ただ一度だけ　私は快い旅路を了え　戻り着いたことがある
ゆたかで可憐な一顆の宝珠をたずさえて

女神は泉で長らく捜し　やがて私にこう告げた：
「それで　この深い水底には　何も眠っておりませぬ」
すると　この珠はわが掌中より滑り落ち
私のくには　二度とこの宝を得ることとてなかった……
そこで　私は悲しくも諦めを学び取った。
語《ことば》の欠けるところ　ものあるべくもなし。

そして、かつて『ヒューマニズムについて――パリのジャン・ボーフレに宛てた書簡』(Heidegger 1947) で述べた一句「言葉は有の家である」に呼応し次のように述べる。

最後の一句「語《ことば》の欠けるところ　ものあるべくもなし」の中には、何といっても、次のような発言が含まれています、すなわち、何らかの有るものの有は、語《ことば》のなかに住みついている、と。それゆえ、「言葉は有の家である」(Die sprache ist das Haus des Seins)、という命題が成り立つわけです。こう考え進んでくると、我々はかつて述べたことのある「言葉は有の家である」という思考の命題に対し、詩の作品の中から、最善の典拠を見つけ出したかのようにも思われます……語《ことば》によってはじめて、ある何らかのものが、今現に有るようなものとして立ち現れてくることができる、つまり、厳として眼前に有るようになる、このことを詩人は経験したのです。何らかのものを、その有において保ち支えているのは、語《ことば》であることを、語がみずから詩人に向かって確約したのです。

いろいろな事柄が凝集し保たれている言語以前の原言語をハイデガーは「言《こと》」と表現する。そして、その言をわれわれのために語らせ、それに聴き入ることで言葉が出てくるとしている。このことをハイデガーは「言葉を使って語ることは言葉に聴き入ることであって、それは言に語らせることになるのですが、このさせるということは、我々自身の本質が言の中に入り込ませてもらうときにのみ生じてくるものなのであります」と言っている。言は言葉が現われるとき、そこで示そうとする働き、示されることとすべての有り様である。そして、言はその場の雰囲気、将来への思い、記憶の呼び出し、他者の言葉などあらゆるものが関係しているその総体の、その時々の状況で、示すものへと焦点が定まり、そこを中心にあらゆる関係が凝集してゆくものである。そして、言へと聴き入るとき、それが言葉となる。そうであるならば、言語世界とは言そのものが指し示すものである。

しかし、われわれの日常言語はそのような詩的言語とはかけはなれたものである。たとえば、その名を思い出せない車が目の前を通り過ぎたとする。それは人間を巻き込む資本主義システムの再生産活動から生じた事柄である。それを見たとき、車の形、エンジン音、雰囲気、この車についての知識などが凝集し示す活動となり言となる。そしてそれは「やはり、この車を買おう」という言葉となり、それが音声として発する言葉となり、再生産活動へと再び巻き込まれていく。言葉はこの再生産活動から生まれてきているようにもみえる。このような詩の言葉と再生産活動の言葉の違いはどこから起きてくるのだろう。

ハイデガーは技術の本質に関して次のように言っている。

技術の本質、すなわち、集–立は人間に要求をつきつける。つまり、挑んで誘い、現に存在しているものすべてを技術の素材として処理するようにさせるのですから、そうなると、集–立という近代人間の営みはまさに生起の仕方に従っていることになり、しかも、この処理し処分するということは、計量的思考に陥ってしまわざるを得ないのですし、そのために、集–立は言葉を用いるにしても、集–立の言葉をしゃべることになってしまいますので、結局、集–立は生起を歪ませてしまうことになってしまうのです。……人間というものは、近代技術の技術的–計量的な本質に適うようにと作り替えられてゆく、すなわち、適合させられてゆくことになり、その結果、少しずつではあっても「自然言語」を見捨てるようになってしまいます。

生起という人間を巻き込みながらすべてを再生産していく働き、それは自然と人工の協働によるものであるが、それが集－立という現代資本主義システムの侵襲により歪み、言葉も情報としての言葉へと変化していく。人間も技術的－計量的な本質に適うように変化してゆく。現在、われわれが使用している言葉が知らぬ間に自然言語からはなれ、情報を伝えるだけのものになってきていることに気づかされる。たしかに、詩はどこかへいってしまい、文学も消滅が憂慮されている。生起が歪むことで言葉のもつ深みや広がりが痩せてきているということである。言葉は歴史的なものであり、自然言語から集－立の言葉まで層をなしている。そのことが言葉の理解を困難にしている。自然言語を話していた時代、神的なものと死すべき者と天と地の十字の重なり合うところで世界と事物の区－別としての言葉が語っていた。そして、資本主義システムに覆い尽くされた今、言葉は集－立の言葉となり語っている。

現代は集－立という資本主義システムの人間と自然を巻き込んだ再生産が言葉となり語らせている。そのような現代において患者の語りは地層をなし、表層には再生産の言葉が流動し、深層へ行くにつれ自然言語が湧き出てくる。その地層の変化を感じとりながら診療していくことが頽落したおしゃべりと言から湧きだす語りとを聞き分けることを可能にする。

精神科臨床の現場では、憑依に陥ったとき、患者と素の時を過ごすとき、本来の詩的言語が語り出されてくる。その時、その言葉に耳をかたむけ聴き取ることの価値は計りしれない。

†文献

福島 智（2015）『ぼくの命は言葉とともにある――9歳で失明、18歳で聴力も失ったぼくが東大教授となり、考えてきたこと』致知出版社

Geertz, C. (1973) The Interpretation of Cultures : Selected Essays. Basic Books.（吉田禎吾ほか＝訳（1987）『文化の解釈学1』岩波書店）

Heidegger, M. (1947) Über den »Humanismus« : Brief an Jean Beaufret. Vittorio Klostermann.（渡邊二郎＝訳（1997）『「ヒューマニズム」について――パリのジャン・ボーフレに宛てた書簡』筑摩書房）

Heidegger, M. (1959) Unterwegs zur Sprache. Yerlog Günther Neske.（亀山健吉・ヘルムート・グロス＝訳（1996）『言葉への途上』創文社）

ピエール・ジャネ［松本雅彦＝訳］（2011）『解離の病歴』みすず書房

大月康義（2011）「厚い記述をめざして」『語る記憶――解離と語りの文化精神医学』金剛出版

ハイデガー『言葉への途上』を読む

静寂を聴く

精神科臨床では日常の談話とは異なる深層の語りに出会う。狂気とはまさに詩的言語との出会いである。また慢性期の精神病患者の特異な病いの体験は詩的言語を生み出す。「帰りにあらゆることを考えて地面に押しつぶされて地面に一体化する」「こうしてお話ししているのが誰の口がしゃべっているのか」。このような非日常的言語への考察を深めるために、ハイデガーの言語論を参照してみたい。詩的言語はまさに深層の語りであり、古には神のことばであり、神謡であった。そのような言葉をどうとらえたらよいのか、彼の『言葉への途上』(Heidegger 1959) を参照し考察してみた。

この中で、彼は、一九五〇年の講演「言葉」で、語るとはどういうことかを問いかけている。そして、結論を先に言うと、「言葉が語る」がその答えである。これはハイデガー自身が感じたことを言葉にしたものであろう。彼の講演はまさに言葉が語っているからである。語られたものの中に、語るという働きがしっかりと守られ残っているとし、純粋に語られたものとは詩であり、良くできた詩を究明することで、語るということが明らかになっていくとしている。そして、ゲオルグ・トラークルの詩を挙げ論じている。

冬の夕べ

雪が窓辺に落ち、
夕べの鐘長くなりわたり、
世の人多くに食卓整い
家うちよく設えてありたり。

さすらいを続ける人のいくたりかは
小暗き小径を踏みて家の戸口に来る。
恵みの樹は黄金なし花開く
大地の清冽なる樹液によりて。

さすらい人静かに内に入る

痛みは敷居を石と化したり。
汚れなき明るみに輝くは
卓の上なるパンと葡萄酒。

ハイデガーは言う。何千年と続いて支配的であった言葉についての考えかたによると、言葉は人間の内的な情念の動きと、そういう心の動きを支配している世界の見方を、人間が表現したものというものである。この考えを打ち破るべく、言葉はその本質に即してみると、表現でも人間の活動でもない。言葉そのものが語るのである、と言い、言葉そのものが語りだしているのを詩の中にみてみようとハイデガーは言う。

言葉が語るのである。この語る働きは区－別に到来するように命じ、この区－別の方では世界と事物から自性を没収し、両者を純粋無雑な親密な間柄たらしめるのである。

言葉が語るのである。

人間は言葉に応答するときにのみ語ることになる。この応答とは聴くことである。そして、聴くこととは、静寂の下す命令や指図に耳を傾けて従うときにのみ、聴くことになるのである。

ここで区－別、世界、事物といったことを理解するためにハイデガーがトラークルの詩の一節を解説した部分をとりあげる。

パンと葡萄酒は天と地の果実であり、死すべきものへ神的なるものから贈られたものである。パンと葡萄酒は（天と地と神と死すべきもの）四者の合一という純粋単一な事態に基づき、己れの周辺にこの四者を結集させるのである。

言葉は世界と事物を区－別するものとして立ち現われ世界と事物を呼び寄せる。第一詩節の雪、鐘、窓、食卓、家うちは、詩の言葉として名指し呼び出すことでこれらを現前させる。降雪は人間を誘って、黄昏からやがて暗い夜へと移っていく天へと連れてゆく。晩鐘の響きは、人間が死すべき者であることを自覚させ、我々を神的なものの前へと連れてゆく。家と食卓は死すべきものをこの大地へと結びつける。名指されたさまざまな事物は、呼びかけられたことによって、そこに、天と地、死すべきものと神的なものを結集させる。この四者連関をハイデガーは世界という。この第一詩節で事物は事物として世界を呼び出し、その世界の中に事物は留まる。事物を呼び出すことで世界が呼び出され、事物と世界の区－別としての言葉がある。

この四者連関の世界は物質的自然観の奥にある詩的世界である。心の原郷である。観念世界とも言いうる。そこにおける世界と事物の区－別としての言葉の現れ。そこに詩がある。しかし、その詩的世界は現実から遠い観念的なものにすぎないのだろうか。われわれが住んでいると思っている物質的世界は分子が流動しているだけの世界である。水滴が氷雪の結晶となり空から舞い降りてくる。そのような物質現象を名づけたとき、言語的連関の網の目に組み込まれ、そこに観念の世界が広がる。雪と名づけると雪についての物語、雪遊びの思い出、雪の歌などが思い出され情緒が動く。単なる分子の運動する世界は観念に裏打ちされ暖かい世界となる。物質的科学的には地動説の世界に住んでいるが、日常的感覚では天動説の世界に住んでいる。われわれは生活世界に住んでおり、そこでの観念世界に住んでいる。われわれは分子のむき出しの世界ではなく厚く観念に包まれた世界に住んでいる。そのような観念世界を神と人、天と地の四元の世界とハイデガーは表現した。

そして世界と事物の区－別である言葉は静寂に耳を傾けるときにのみ聴くことができる。その静寂とは「どのような運動よりも動きに充ち満ちており、どのような活動よりも精気に溢れている」ものであるとハイデガーは言う。そのとき、静寂とは何であるのか。ハイデガーはそれに応えるために七年を要した。

言葉は有の家である

ハイデガーはさらに言葉についての思索を続け、一九五七年に「言葉への道」という講演を行った。そこでハイデガーは、詩人こそがいまだかつて語られたことのないものを、言葉までもたらしてゆくという経験をしており、みずからが言葉について得た経験を、言葉にまでもたらさざるを得ないという境地にまで達することができるのですと言い、シュテファン・ゲオルゲの晩年の、ほとんど歌と言ってもよいような、純粋な詩の中のひとつ、「語《ことば》（Das Wort）」という詩を紹介している。

語《ことば》

遠くはろかな秘蹟や　夢にのみ見るものを
くにの際まで　私はもたらしてきた

そしてじっと待ち続けた　霜いただく運命の女神が
おのが泉の中にものの名を見出してくれるまで――

そこで　私はそのものを抱きしめることができた　かたく　つよく
いま　それは　このさいはてのくにに　花と開き　光り輝いている……

ただ一度だけ　私は快い旅路を了え　戻り着いたことがある
ゆたかで可憐な一顆の宝珠をたずさえて

女神は泉で長らく捜し　やがて私にこう告げた：
「それで　この深い水底には　何も眠っておりませぬ」

すると　この珠はわが掌中より滑り落ち
私のくには　二度とこの宝を得ることとてなかった……

そこで　私は悲しくも諦めを学び取った：
語《ことば》の欠けるところ　ものあるべくもなし。

そして、かつて「ヒューマニズムに関する書簡」で述べた一句「言葉は有の家である」に呼応し次のように述べる。

最後の一句「語の欠けるところ　ものあるべくもなし」の中には、何といっても、次のような発言が含まれています、すなわち：何らかの有るものの有は、語《ことば》のなかに住みついている、と。それ故：言葉は有の家である（Die Sprache ist das Haus des Seins）」、という命題が成り立つわけです。こう考え進んでくると、我々はかつて述べたことのある「言葉は有の家である」という思考の命題に対し、詩の作品の中から、最善の典拠を見つけ出したかのようにも思われます……語《ことば》によってはじめて、ある何らかのものが、今現に有るようなものとして立ち現れてくることができる、つまり、厳として眼前に有るようになる、このことを詩人は経験したのです。何らかのものを、その有において保ち支えているのは、語《ことば》であることを、語がみずから詩人に向かって確約したのです。

静寂に耳を傾けるとき聴こえる言葉、その言葉の源となる静寂とは何か。語《ことば》の中に住みついている何らかの有るものとは何か。「静寂」ならびに「何らかの有るもの」は言葉以前の何ものかを指し示している。語《ことば》によって立ち現われることのできる何らかの有るものがある。それは「どのような運動よりも動きに充ち満ちており、どのような活動よりも精気に溢れている」静寂であり、そこにこそ、その何らかの有るものはある。詩には、ゆたかで可憐な一顆の宝珠に水底から名を拾いあげることができなかったとき二度とこの宝を得ることはなかったとある。ここでいう一顆の宝珠とは詩人の心が感受した「ある美しい感じ」として捉えたものである。何らかの有るものである。何か現実の宝物があるわけではない。「有る」を物のあるなしのレベルで捉えるとデカルトの懐疑以前の「有」に戻ってしまう。そこに見える有るものは幻覚かもしれない。「確かに有るのは今考えている私だ」というデカルトの「有る」のレベルは確保したい。考えていることを感じとること。それが有るということである。デカルトの「考えていること」と同じく、「静寂」「何らかの有るもの」は言葉にすくいとることができなくとも感じとることのできるものである。

「言葉は人間の内的な情念の動きと、そういう心の動きを支配している世界の見方を、人間が表現したものというものである」という何千年来の言葉に対する考え方は、心に感じたことはそのまま言葉にできるという前提にある。しかし、ハイデガーは、言葉が語る、言葉を言葉として言葉にもたらすと言い、心の動きは言葉が語るというかたちで表現されると主張する。

真冬の深夜に満月のもとで青白く照らし出される雪を見たときの感動はすぐには言葉に表せない。さまざまな言葉を試してみてもうまく表現できない。そのままなんとなく引っかかる気持ちをかかえていると、あるとき突然うまく表現できる言葉が浮かんでくる。まさに言葉が語ったかのようである。曰く言い難いものの表現はうまく言い表すことができずにいる期間があり、そして、突然、言葉が現れてくるものだ。すぐれた詩の言葉、深く考えられた思想の言葉は言葉が語ることで現れ出てくる。そして、その言葉がなければ泡沫のように消え去ってしまう淡くもろいものだ。その淡くもろいものの有を保持するには言葉に住まわねばならない。言葉は有の家である。そして、この何らかの有るものへと近づくために、ハイデガーは詩作と思考の近さについて考察をすすめていく。

詩作と思考の近さとは何か

言葉が語ることについてハイデガーの感じ取ったものは思考ならびに詩作の近さである。その近さに、言葉が語ることとは何かを見出す手がかりを得ようと繰り返し繰り返し詩作と思考の近隣関係について語る。

詩作が本来的にはひとつの思考活動であるのか、それとも、思考が本来はひとつの詩作という作業であるのか、すぐには決めることができません。そして、この二つの活動の本来の関係を規定しているのは何か、また、我々が今あまり深くも考えずに本来的なものと呼んでいるのが、いったい何処に根源を持っているのか、依然として闇に包まれたままになっております。ところが、――我々が詩作と思考を思い浮かべようとする度ごとに、その都度、たったひとつの要素がわれわれに迫ってくることになります。すなわち、言うという働き（das Sagen）です。我々がその問題に気づいていようといまいと、そうなのです。それだけではありません：詩作と思考は言うという要素の中で動いているのみならず、詩作と思考は、同時に、両者に共通の言うという活動を、言葉についてのさまざまな経験に負うているのです。

詩作と思考を繋ぐたった一つの要素が「言うという働き（das Sagen）」であり、その言うという活動はさまざまな言葉についての経験に負うているとハイデガーはいう。ハイデガーは哲学者である。ギリシャ以来の哲学の流れの中にいる。パルメニデスの書物を読むとき内面で動くものがある。そこから新たな哲学の言葉が生まれる。ハイデガーは言う。

思惟とか思考とかは、有という耕地に畝を作るものなのです。一八七五年に、ニイチェはこう書いています「我々の思考は、夏の夕べの麦畑のように、力強く香るべきだ」。今日、はたして何人が、こういう香りに対する感覚をもちつづけているでしょうか

思惟とか思考は有という耕地に畝を作ることであるとは、思考を繰り返すことで有が耕されそこから言葉が芽生えてくるということだ。それは詩作においても同じことである。そこにハイデガーは近さを感じたのであろう。詩の言葉、思想の言葉は有の耕地から言葉として芽生えてくるものだ。その言葉に耳を傾けることが静寂を聴くことであり、何かあるものを有にもたらすということである。このことを踏まえると、言うという働き（das Sagen）とはさまざまな思惟の経験が有の耕地を耕しそこから新たな言葉が芽生えてくるということである。

言《こと》（die Sage）

われわれは言葉についてハイデガーの思考の後を追って考え続けてきたのであるが、言葉は大きく二つあることを肝に銘じなければならない。それは詩や思想の言葉と計量の言葉である。それは同じ言葉でも用い方によってこの二つの言葉に分かれてくるということである。この違いを明らかにすることでハイデガーは現代文明の根本にかかわる洞察をこの講演の中で行っている。われわれが浸りきっている計量の言葉のもたらす厄災に気づくことで、詩の言葉への洞察を深めてみたい。

今日における思考というものは、決定的に、しかも例外を許さないほど徹底的に、計量活動と化しているものですから、思考するとはいっても、手近にあるさまざまな力を動員し、「関心・興味」を発動して、どうすれば我々の世界とは無縁の宇宙空間の中で人間が順応してゆけるか、という問題を算定するのです。こういう思考というものは、大地としてのこの地球を、まさに放棄しようとするものに他なりません。思考はいまや計量活動と化してしまったのですから、この思考は、憑かれたように速度を益々高めて、宇宙空間の征服へと向かうのです。こういう思考は、万事を無に追いやることもできるような暴力の爆発となってしまいました。このような思考からでてくる最後のものは、破壊兵器を機能させるための技術的な出来事にすぎなくなり、挙句の果ては、狂気が支配して無意味な暗い結末に陥ってしまうでしょう。

半世紀以上以前にこれほど深い洞察をハイデガーは行った。経済学や社会学をもちいるのでもなく、ただ、言葉をつきつめることで現代になりようやく明らかになりつつあることを洞見した。そして、現代失われつつある詩の言葉こそが救いのわずかなともしびであるという。そしてゲオルゲの詩を読み解くことで、さらに詩の言葉を深く探求してゆく。先に引用した詩「語《ことば》」で失われた宝珠についてつぎのように述べる。

宝珠は確かに我々の前から身を隠して、軽々には説き明かせない、まさに驚くべき領域に入り込んでしまいます。そういうわけですから、ゲオルゲという詩人は「歌」という詩の前書きで述べているように、沈思を続け、以前にもまして、思いを深めているわけなのです。この詩人は以前とは異なった仕方で、言《こと》の働きを――構成してゆくのです。

宝珠、それは語《ことば》になりえなかった何らかのあるものなのだが、それが驚くべき領域に入り込んでしまった。その驚くべき領域をゲオルゲは言《こと》という。そして、この詩人の予感する語《ことば》の不思議さについて標題のない詩を書く。

いかに怯みなく軽やかな跫音が
遠き女親のお伽の園の
真中を縫ってさすらえるや

いかなる目覚めの呼びかけを
白金の角笛もつ楽人は
言《こと》のまどろめる繁みに吹き入れるや

いかほどひめやかな息吹が
憂愁の念い去りやらぬ
心の中にそと忍び入るや

言《こと》（die Sage）がこの詩の題名であってもよかったとハイデガーは言う。言葉になりえなかった宝珠が戻りゆくところ、それはすなわち語《ことば》がやってくるところ、すなわち、言《こと》である。それを驚くべき領域であると言う。目覚めの呼びかけを言《こと》へと吹き入れ、ひめやかな息吹が心の中に忍び入るのである。それがおそらく詩作と思考の近さなのであろう。その近さについてハイデガーは言う。

詩作も思考もそれぞれ言《こと》の仕方です。そして、詩作と思考とを相互に近隣関係に位置づける近さのことを、我々は言《こと》(die Sage) と呼びます。この言《こと》の中に言葉の本質が潜んでいるのではないか、と我々は想像したのです。言う (Sagen) とは示すことであります、すなわち：現れさせること、我々が世界と呼んでいるものを提示することとしての、開いて光をあてると同時に隠して開放することであります。森を間伐して明るくしながら隠し匿うような、つまり、ヴェイルを被せるような形での世界の提示こそ、言うという働きの中に真に永続的にあるものなのです。

「詩作も思考も言《こと》の仕方です」という。言《こと》は喩えようのない美しい言葉を現前させ、至高の考えを結集する。そしてそれは「詩作と思考は言うという要素の中で動いているのみならず、詩作と思考は、同時に、両者に共通の言うという活動を、言葉についてのさまざまな経験に負うているのです」と言うように詩作と思考が言《こと》の中で動いている。そして、言《こと》は言葉についてのさまざまな経験に負うている。ここで「言《こと》」と「言うという活動」を同じような意味で使っているが、ドイツ語では die Sage と das Sagen であり後者は動詞の名詞化である。Die Sage が活動するものとして das Sagen を考えたい。

詩作あるいは思考において言葉は現れては静寂へと消えてゆくその繰り返しのなかでなにものかが蠢き、静寂から詩の言葉あるいは思想の言葉が返ってくる。そこに詩作と思考の近さがある。なにものかの蠢く領域が言《こと》である。言葉になる以前のある感じがざわめき、あるかたちをなしたとき言葉となり現れ出る。その領域はわれわれの考えや想像の及ばないものを生みだすなにものかをそなえている。そうでなければ詩作や思考に行き詰まったときに向こうから突然閃いてくることはありえない。

詩作と思考はいずれも言《こと》の働き方であり、しかも、傑出してすぐれた仕方なのです。詩作と思考という二様の言《こと》の働きの仕方は、近いが故に近隣の間柄であるとすれば、この近さそのものが言《こと》の働き方の中で支配的な力を振っているに相違ありません。そうなると、近さと言《こと》とは実は同じものということになりましょう。

詩作と思考はともに言《こと》の働き方であるならば、そこで働いているなにものかがある。そして近さが言《こと》の働き方の中で支配的な力を振っているならば、近さとはそのなにものかである。ただ、ハイデガーは近さには四元の相対する仕方であるという言い方もする。

天と地、神と人という四つの世界領域を動かして道をつけ、互いに委ね合わせ、その領域が互いに遠く離れているにも拘らず近づけているもの、それが近さそのものなのでありまず。この近さとは、互いに相対し向い合っている事態を動かして道を与えるものなのです。

二〇年前にこの書物を読んだとき、かなり後期ハイデガーは神秘的だと思った。しかし、その後、アイヌのイムを研究するなかで、ハイデガーの言うことが生き生きと捉えられるようになった。アイヌの人々は和人に征服される以前は、天と地の間で神的世界と現世を交錯させ、神謡ユーカラを朗々と吟じていた。そして、日常的な出来事を歌にして歌いながら歩き、仕事をしていた。産業革命以前の資本主義システムが世界を覆いつくす以前の時代、特に、アイヌ民族のように狩猟採取の生活を送っていた人々は、まさに、天と地と神々と死すべき者たちの世界に生きていた。そこにおける世界と事物の区−別は神謡を到来させた。また、日常での歌が生まれていた。神謡では、語り手は解離状態となり、恍惚と謡いつづけるのである。謡い手と聴く者は神謡の世界で遊び踊る。まさに、資本主義システムを剥ぎ取ったあとには四者の合一する世界があらわれる。そこには、神謡があり、出来事の歌があり、言葉が語るということが生き生きと生起している。

このアイヌの挿話はたまたまハイデガーの四元が具現化されていたことをあらわすのであり、ハイデガーの意図する射程はさらに深遠である。天と地は相対し生命が循環する。神と人は精神に超越的なものと死を呼び起こす。その四者が向き合うところに有がある。

ハイデガーはバーデン州メスキルヒの小さな町で生まれた。そこはシュヴァルツヴァルト（黒い森）と隣接し、土地のほとんどは森林と農園におおわれている。住民のほとんどはカトリック教徒であり、父親は教会の時計台と鐘の世話をしていた。ここで育ったハイデガーは森の民といってもよいであろう。そこで育まれた中核となる世界が天と地、神と人の四者の向き合うものであるのは首肯できる。カトリックの神学校で学んだハイデガーに神的なものへの志向性があるのは否めない。現象学へと舵を切ったハイデガーは「有」を追い求め、天と地、神と人の四者連関の世界へと行きついた。

この四者連関の世界は全く現実離れした概念のように思われそうであるが、ハイデガーが考え抜いた現代文明を転覆しうる考え抜かれたものである。現代は天と地はアスファルトとコンクリートで切断され天と地の自然の循環は閉ざされ生き物は生存できない、しかし、人間はそこに巨大な保育器を都市として建造し生活している。人間は自然の生態系から隔絶されて生きている。その行く先はハイデガーの言うように宇宙空間での生活となる。そして、地球に似た惑星を探すこととなる。そして、ニーチェが言ったように神は死んだ。論理と物質の積み重ねですべては理解でき創り出せると現代の人間は思っている。

しかし、少し考えると、全身三七兆の細胞を統一し調和を保つことが人知で可能だろうか。人知を超えた智が働かなければ不可能であることは明白である。しかも因果律で動いていると思われるこの世界も、それは幻想であることが示されつつある。量子力学ではベルの不等式が提出され、実在論の破綻について物理学者の清水明は次のように述べている（清水 2003）。

• ベルの不等式は実在論の破綻と量子論の本質を、最も明確にえぐり出した。
• 人類は、自然現象を相手にする限り、古典的世界観（実在論）からの決別が必須であるという衝撃的事実を突きつけられた。

- 一見すると（悪い意味での）哲学的な命題にすぎないようにも見えた命題が、実験で判定できるようになった。
- 最も深遠な発見とも言われる。

あまり知られていないことであるが、素朴実在論は量子レベルでは成立しないということである。論理と物質の目の前の世界は仮象のものでありさらに広大な智を必要とするということだ。渡り鳥の方向探知や葉緑素の光合成などには量子力学がそのまま顔を出している。素朴実在論の世界は実は穴だらけであり、物質と論理ですべて説明できるという素朴実在論は破綻している。それを超える智と向き合わねばならない。神と人との向かい合いが再び登場するハイデガーの四者連関の世界はそのような智をも射程に入れた深淵なものである。

天と地、神と人の向かい合う四者連関の世界と言《こと》との関連はどうなのだろう。

四つの世界領域を互いに向い合せつつ、一つの近さに保っている道を拓きつつ動くものが、実は、言《こと》の中に宿っているとすれば、この言《こと》こそが、我々が「有る（ist）」という小さな語で呼び、この語によって言《こと》を追いつつ語ろうとしていることを、許していることになるのです。この「有る」を思索しうることを開示したり、同時に秘匿したりするのは、この言《こと》なのです。

有を言葉にもたらす驚くべき領域が言《こと》である。たとえば、思想の流れの中に身を置くならば、先人の著書の言葉の経験に浸り思考することで、岩の割れ目に水のしみとおるように、言葉を感じとり、思いが組みあがってくるのを待つ。そうすることで、言《こと》が熟成し、新たな思想が生まれてくる。そこには遠い過去からの巨大な言《こと》の流れがある。そして、その言《こと》の流れの奥に「有る」とは何かという問いがある。

詩人においては言《こと》はどのように働くのだろう。上に引用した文章の「四つの世界領域を互いに向い合わせつつ、一つの近さに保っている道を拓きつつ動くものが、実は、言《こと》の中に宿っている」という言葉からすると言《こと》は四元を向かい合わせつつ結集させる動くものである。それはトラークルの詩を思い起こさせる。先に引用したハイデガーの文章をふたたびとりあげたい。

パンと葡萄酒は天と地の果実であり、死すべきものへ神的なるものから贈られたものである。パンと葡萄酒は（天と地と神と死すべきもの）四者の合一という純粋単一な事態に基づき、己れの周辺にこの四者を結集させるのである。

ここではパンと葡萄酒であるが、雪、鐘、食卓などすべての言葉は四者を結集させる。そのように結集へと動くものが言《こと》である。真夜中の青白い月の光の雪に照りかえる情景をみて言葉が浮かぶとき、のどもとまで言葉がでてきてもそれがはっきりしたかたちをなさないならば、もどかしさとともに結集し言葉へと結び合わせられない感じが残る。このとき、この感じとして残る動きが言《こと》であろう。そのようなことが繰り返され、そして、これだと思える言葉と感じがやってくる。そこで結集されたものが有であり、それが言葉により保たれる。言葉は有の家である。

言《こと》と有が言葉の陰から現れてきた。そして、一九五九年の講演「言葉への道」で生起とのかかわりへと深化する。

言《こと》と生起（Ereignis）

一九五七年の「言葉の本質」から一九五九年の「言葉への道」へ至る間に言《こと》の意味合いが変わり、生起が加わることとなった。

言葉の言うという活動は、かつて語られた言《こと》。およびいままでまだ口にされたことのない言《こと》から生まれてくるもので、こういう言《こと》こそ、言葉というものの裂き開きの概略図（Ausriß）という基本的な構図の隅々にまで浸透しているわけなのです。

かつて語られた言《こと》、いままでまだ口にされたことのない言《こと》とは、言葉の経験の巨大な集積から醸成されたものである。そこから言うという活動が生まれる。そして、言《こと》は言葉というものの裂開の概略図の隅々にまで浸透している、としている。言葉はその言葉の経験で得られたすべてのものの活動があり、それらがなす裂開の概略図の隅々にまで言《こと》は浸透している。ここでちょっと気になるのが、言《こと》が隅々にまで浸透しているのだが、その媒質は何なのだろうということである。かつて語られた言《こと》、いままで口にされたことのない言《こと》はその媒質によって保たれているものである。その媒質はベルグソンの持続にあたるものだ。そして、言葉の経験で得られるすべてのものを観念と名づけたい。もちろん、観念には言葉の経験以外から得られるものもある。言葉にすることができない身体技法のコツ、言葉にしえない複雑な感情、それらの観念が持続の中で漂っている。言《こと》はそれらすべてに浸透し網状に広がっているというイメージがある。詩人の言葉からこのことをみてみたい。「太陽が海に融ける」というランボーの言葉。太陽という言葉に関連するさまざまなものに言《こと》は浸透し、海という言葉に関連するさまざまなものにやはり言《こと》は浸透し、それら結びあわないと思われた二つが融けあうことで鮮烈なイメージと感動を生む事件となる。言葉が生まれる。

さらに具体的に鳥の場合は、「鳥」は羽ばたき、羽があり、卵を産み、恐竜の子孫である。また、鳥の写真、鳥に関連する書物の経験、鳥そのものの体験などあらゆる鳥に関連する観念が内面に保たれている。それらを網状に貫くものが言《こと》である。

また、耳の立った、毛のふさふさした、しっぽの丸まった、日本原産の犬ということまでは出てくるがその名が出てこない時、それらの観念を貫く言《こと》を凝集し秋田犬という言葉を絞り出す。言葉は裂き開きの概略図をなす網状に広がった観念の集まりを凝集することで立ち現れる。

ハイデガーは観念という言葉は簡単には使わない。観念はわかっているようでいてきわめてあいまいな言葉であるからだ。しかし、ここではハイデガーの捉えがたい文章をなんとか掬い取るためにちょっと通俗的な古い言葉にも頼りたい。観念は言葉になる以前の何者かであり、言葉になったあとも言葉に貼りついているものだ。プラトンのイデア以来観念は現実に対立するものとしてさまざまな使われ方をしてきて、その意味もさまざまなものとなっている。ここでは言葉になる以前のもの、ベルグソンが一般観念と言い記憶の円錐の中を埋め、円錐の先端に凝集して言葉となるもの、井筒俊彦がコトバといった言葉以前のものと同等のもの、すなわち、経験で得られ内面に保たれるすべてのものを観念としたい。言《こと》は、ハイデガーによると、言葉の経験から得られる観念であり、それらは網状に繋がっている。

「言《こと》は四元を向かい合わせつつ結集させる動くものである」と一九五七年の「言葉の本質」では言っていた。それでは結集させる動きにあたるものは何だろう。ハイデガーは次のように言っている。

> 言《こと》の示すという働きの中で動いているものは固有の性質をおのがものとすることである。(Das Regende im Zeigen der Sage ist das Eignen)……この固有の性質を発揮することを生起すること(das Eignen)と呼ぶことにいたしましょう。……生起は言《こと》の構図である裂開

の概略図を凝集させ、その構図を繰り広げ、示す活動を多様な形で実現する組織にまで作り上げます。……死すべきものである我々人間は生涯を通じて、この生起の中に生き続けるのであります。

言《こと》の中で動くものが生起である。裂開の概略図を凝集させ、示す活動を多様な形で実現する組織にまで作り上げるのが生起である。これはすなわち、観念という言葉で置きなおすと、内面を漂う網状に結びつく観念を意味のある言葉にまで練り上げるものが生起であるということである。それがどうして、「人間はこの生起の中を生き続けるのである」ということになるのだろうか。ハイデガーは次のようにも生起を言っている。

生起というものは、本来の個性を発揮させ－保持し－己がもとに引きつけておくことにより、さまざまなあらゆる関係を束ねる関係そのものであるからです。……我々は言《こと》のために用いられているものなのでありますから、我々がそういうものとして生起に帰属し、生起のなかに組み入れられている仕方に応じて、我々の言葉に対する関係が決まってくるわけなのであります。

言《こと》は言葉の経験の集積から生まれるものであるから、人間同士の直接の関係、書物などを通しての言葉の関係などによって生まれるといえる。すなわち、個人に言《こと》は限定されず、人と人の間にどこまでも広がっているものである。ハイデガーのように哲学をする者は哲学の言《こと》の流れにいる。哲学の言《こと》の流れに用いられ哲学者として生きてゆく。そこで哲学を学び考え表現してゆくときに生起に帰属している。生起はあらゆるものを結び合わせそれらの関係を束ね、本来の個性を発揮させ―保持し―己がもとに引きつけて新たに哲学を生み出していく。まさしく生起のなかに組み入れられ哲学の言葉を紡ぎだしてゆく。

現実と観念の関係を裏返してみると、われわれの世界、身体は観念によって裏打ちされている。ある意味、観念の伽藍に現実が張りついているともいえる。観念は周りの状況から、他者の言葉から、心身の状態から次々と沸き起こり続けている。それらは関連し繋がり過去から現在へ、そして、未来へと観念の大伽藍を形成している。そして、すべての観念は網状に結び付いている。そのなかにわれわれは組み入れられている。

ヘレン・ケラーと言葉の獲得

観念についてもう一度考えてみたい。ヘレン・ケラーのWATERを水という意味だと理解した場面は有名である。片方の手に水の流れを受け、もう片方の手の平にサリヴァンがWATERと指で書き込んだ。そのとき稲妻のようにヘレンを打つものがあり、その瞬間WATERが水を指すことがわかった。その場面以前にも水を飲むとき、小川に手を入れるときなど水に触れるときには必ずサリヴァンが手のひらにWATERと書いていた。そのときにはWATERが水を指すとは理解できなかった。飲み水、顔を洗う水、小川を流れる水、手に流れ落ちる水、それらを貫く水という観念がWATERという文字と結びつくとき衝撃が貫いた。そのときのことをヘレンは次のように自伝に書いている。

私は身動きもせず立ったままで、全身の注意を先生の指の運動にそそいでいました。ところが突然私は、何かしら忘れていたものを思い出すような、あるいはよみがえってこようとする思想のおののきといった一種の神秘な自覚を感じました。このとき初めて私はW-A-T-E-Rはいま自分の片手の上を流れているふしぎな冷たい物の名であることを知りました。この生きた一言が私の魂をめざまし、それに光と希望と喜びとを与え、私の魂を開放することになったのです。

それから母や周りの物などを指す言葉を手に書いてほしいと頼みつづけ、次々と言葉を獲得していった。WATERが水の名を指すとわかったこの一事だけで、すべての手に触れるものには名があると理解した。これは、感じとして観念は形成されていたがそれに言葉が与えられていなかったことを示す。ヘレンは手探りと身振りで日常生活は送っていた。水を飲み、顔を洗い、小川に手を入れていた。感じとして水の観念を結集していた。そうでなければ混乱の中に投げ出され日常生活は送れない。その観念がWATERという言葉と結びつくところが肝要である。観念と言葉が結びつくとき観念を操れるようになる。すなわち思考が可能となる。さらに想像することもできてくる。そして、その観念を共有している他者がおり言葉でその観念をやりとりすることができるようになる。水という観念はヘレンの中にもあり、サリヴァンの中にもありそれが言葉でつながるのである。観念は言葉を介してどこまでも広がっている。ヘレンはその後大学卒業するのであるが、言葉から得た膨大な知識と交友関係、師弟関係などからの生きた知識、それらがヘレンを観念の海に生かすこととなった。水の観念とWATERが結びつくことで広大な世界を手に入れることとなった。

言葉と観念は繋がり、人と人を介し、書物を介し、インターネットを介し広がり繋がり言葉と観念の広大な世界を形成している。その中をわれわれが生きている。その広大な世界はわれわれの生活に伴い刻々と変化し続けている。われわれはその観念と言葉の世界に絡めとられつつも新たな観念と言葉を生み出している。ヘレンは言葉を獲得することでこの広大な世界に生きるようになった。ヘレンの自叙伝“The story of my life”はそのようなヘレンの世界を観念と言葉で描き出している。言《こと》はこの広大な世界の背景となり実質となっている。

「突然私は、何かしら忘れていたものを思い出すような、あるいはよみがえってこようとする思想のおののきといった一種の神秘な自覚を感じました」。水の観念になりかけの塊が水という言葉へと結集し、水という言葉と水として明確化した観念が結びついた。このとき言《こと》の裂き開きの概略図が結集し言葉となった。そこに生起が動いている。生起そのものをヘレンは感じとったのである。難問に行き当たり答えが見つからない時に、突然、答えが心の中に結晶するように現れる時、やはり神秘な自覚を感じる。そこにも生起がある。それがどういうものなのかを指し示すことはできないが感じることはできる。なにかしらの大きな智の働く感じである。

生起はいつでもどこにでも動いている。ただ、それを感じることのできるのは、言《こと》が言葉へと結集するとき、数学の難問の解が浮かんだとき、芸術作品にうたれるときなど限られている。大規模な言《こと》が結集するとき、生起が感じとられる。

ヘレンの中で生起が大きく動き言葉と観念が結びつくとき神秘な感じに撃たれ、その後、次々と観念に言葉が与えられるとき、大きな喜びとなった。もやっとした漂う観念が言《こと》へと編成され世界が築かれていくことへの喜びである。

普通の子どもは生育過程で言葉と観念は同時に獲得されていく。汽車の模型を指し示されて同時に「キシャ」という言葉を与えられる。それから汽車という言葉のさまざまな経験をしてゆき言《こと》が形成されてゆく。ヘレンは六歳になってはじめてＷＡＴＥＲという言葉を獲得し、それまでに身振り手振りで内面の欲求などを伝え、観念が形成されていた。観念が先に形成されていてそこに言葉が繋がるという全く特異な体験をした。そこには言葉と観念の関係が、断層に化石がむき出しになっているようにはっきりとあらわされている。さらに視覚と聴覚が不自由であるため、言《こと》に生きることがより鮮明に体現されている。"The story of my life" には彼女の言《こと》がみごとに表現されている。

言《こと》が言葉についての経験から得られるすべての観念の網様体であるとするならば、言葉は観念による裂開の概略図であり、そこに言《こと》が隅々にまで浸透していることがはっきりとみてとれる。そして生起はそれら観念の網様体が凝集し言葉を生成していることもみてとれる。われわれは観念の網様体に絡めとられており、それが生起により固有の性質をおのがものとするように示されることで、言葉でかたどられた現実が現れる。われわれはそのなかを生きている。

ヴィルヘルム・フォン・フンボルトからの啓示

ハイデガーはヴィルヘルム・フォン・フンボルトについて「古代ギリシアに始まり、多様な道程を踏んで行われてきた言葉の考察は、ヴィルヘルム・フォン・フンボルトの言葉に対する深い省察において最高頂に達したのです。その省察の中でも窮極的なものは、ジャワ島におけるカヴィ語に関する研究に付せられた長編の序説であります」と述べ、その序説「人間の言語構造の相違性と人類の精神的展開に及ぼすその影響について」から、最大の啓示を受けたと思われる一節を引用し『言葉への途上』の最後に記している。

言語の音声を変化させることなく、ましてや、言語の形式やさまざまな規則を変えることもせずに、時が、理念を展開させ、思考能力を昂め、さらに、感受の能力を深めていって、その言語がかつて所持していなかったものをその言語にもたらすことが往々にしてあるものである。そのときには、同じ器であっても新しい意味が盛られ、同じ徴しであってもいままでとは異なったものが与えられ、同一の語の結合の規則に従ってはいても、従来とは違った段階での理念の歩みが示されることになる。これこそ、ある民族の文筆活動(Litteratur)の不断の成果であり、このような活動のなかでも、とりわけ著しい影響を与えるのは、文芸と哲学である。

ここで言語と言っているものは、フンボルトが民族の生きた言語すなわち日常的に使われている言語だけを言語学の対象としたことから、民族の巨大な言葉と観念の網様体の流れを指す、すなわち、言《こと》の流れを指している。そして言《こと》のなかで「理念を展開させ、思考能力を昂め、さらに、感受の能力を深めて」いくものは「時」であると言っている。言語自体は同じであっても観念の巨大な網様体が民族の文筆活動により熟成し理念を展開させ、思考能力を昂め、感受の能力を深め新たなものをもたらしていく。このフンボルトの一節から啓示をうけ、言《こと》がハイデガーの中で歴史を超えた巨大なものに膨らんだと思われる。そして、生起により、言《こと》が固有の性質をもつものとなり生きた生活を彩っていく。

最後にあたり、ここまでの全体の流れを振りかえってみたい。ハイデガーは言葉そのものが語りだしているところを詩の中で探し求めてみようとゲオルク・トラークルの「冬の夕べ」を読み込み、

「人間は言葉に応答するときにのみ語る。言葉が語るのである」と一九五〇年の「言葉」で、「言葉が語る」というテーゼを示した。そして、一九五七年に「言葉の本質」でシュテファン・ゲオルゲの詩「語《ことば》」の「語《ことば》の欠けるところ　ものあるべくもなし」から「言葉は有の家である」との以前のテーゼとの結びつきを示し、題名のない、「言《こと》」とも名づけてもよい詩から「言《こと》」という、言葉になる以前の何ものかを概念化した。さらに、一九五九年の講演「言葉への道」で、言《こと》は裂開の概略図の隅々にまで浸透し、それが生起により凝集し言葉となるとした。また、ギリシア以来最高の言語学者フンボルトの一節から啓示を受け、言《こと》が個人を超えた民族の文芸と哲学の流れを大きく含むものであり、その流れの中にわれわれは置かれており、生起により言《こと》は現実化しそこに生き生きと活動しているとした。

われわれは言《こと》と生起の中におり、そこで精神科臨床を行っている。臨床の場において計量の言葉を聞き分け、相手の言《こと》からの語りに耳を傾け、われわれ自身の言《こと》から語りかけることを教えられる。

そして、ハイデガーは言う、「われわれが語っているとき、常にいつも同じ度合いで、共に語っているものは一体何か」と。

†文献

Heidegger, M. (1959) Unterwegs zur Sprache. Verlag Günther Neske.（亀山健吉・ヘルムート・グロス＝訳（1996）『言葉への途上』創文社）
清水 明（2003）『新版量子論の基礎』サイエンス社

第5部 結論

岡潔のこと

岡潔との出会い

私の精神科臨床の中核に岡潔はいる。彼は現代数学界に偉大な貢献をした大数学者である。私は中学一年のとき居間にあった彼のエッセイ集『春宵十話』（岡 1963）を何気なく読み始めた。その最初の一言から全身を刺し貫かれるような衝撃を受けた。その最初の部分を紹介したい。

人の中心は情緒である。情緒には民族の違いによっていろいろな色調のものがある。たとえば春の野にさまざまな色どりの草花があるようなものである。

私は数学の研究をつとめとしている者であって、大学を出てから今日まで三九年間、それのみにいそしんできた。今後もそうするだろう。数学とはどういうものかというと、自らの情緒を外に表現することによって作り出す学問芸術の一つであって、知性の文字板に、欧米人が数学と呼んでいる形式に表現するものである。
私は、人には表現法が一つあればよいと思っている。それで、もし何事もなかったならば、私は私の日本的情緒をフランス語で論文に書き続ける以外、何もしなかったであろう。

私はこの「情緒」とは何だろうと、『紫の火花』(岡 1964)、『春風夏雨』(岡 1965) とむさぼるように、当時、次々と出版された彼のエッセイ集を読んだ。彼の書いたものを読んでいると春の野のそよ風に吹かれているような心地よさを感じた。それらの中から印象深かった文章をいくつか紹介してみたい。次の文章は『春宵十話』にある、最初のきわめて大掛かりな多変数函数論の分野の発見をしたときの情景である。

こうして二カ月で三つの中心的な問題が一つの山脈の形できわめて明りょうになったので、三月からこの山脈を登ろうとかかった。しかし、さすがに未解決として残っているだけあって随分むずかしく、最初の登り口がどうしてもみつからなかった。毎朝方法を変えて手がかりの有無を調べたが、その日の終りになっても、その方法で手がかりがえられるかどうかもわからないありさまだった。答がイエスと出るかノーと出るかの見当さえつかず、また、きょうも何もわからなかったと気落ちしてやめてしまう。これが三カ月続くと、もうどんなむちゃな、どんな荒唐無稽な試みも考えられなくなってしまい、それでも無理にやっていると、はじめの一〇分間ほどは気分がひきしまっているが、あとは眠くなってしまうという状態だった。……ところが、九月にはいってそろそろ帰らねばと思っていたとき、中谷さんの家で朝食をよばれたあと、隣の応接室に座って考えるともなく考えているうちに、だんだん考えが一つの方向に向いて内容がはっきりしてきた。……このときはただうれしさでいっぱいで、発見の正しさには全く疑いを持たず、帰りの汽車の中でも数学のことなど何も考えずに、喜びにあふれた心で車窓の外に移り行く風景をながめているばかりだった。……全くわからないという状態が続いたこと、そのあとに眠ってばかりいるような一種の放心状態があったこと、これが発見にとって大切なことだったに違いない。種子を土にまけば、生えるまでに時間が必要であるように、また結晶作用にも一定の条件で放置することが必要であるように、成熟の準備ができてからかなりの間をおかなければ立派に成熟することはできないのだと思う。だからもうやり方がなくなったからといってやめてはいけないので、意識の下層にかくれたものが徐々に成熟して表層にあらわれるのを待たなければならない。そして表層に出てきた時はもう自然に問題は解決している。

エランベルジェの創造の病いを彷彿とさせる。情緒が数学的に表現されるまでのこころのありようを岡潔が感受した。これが彼が情緒の存在を強く意識した始まりではないかと思われる。次に挙げるのは『春風夏雨』の文章である。

千九百二十九年の晩春、私は日本を発ってフランスへ渡るため、インド洋を船で回る途中、シンガポールで上陸して独りで波打際に立っていた。

海岸には高いヤシの木が一、二本ななめに海に突き出ていて、ずっと向うの方に床の高い土人の家が二、三軒あるだけの景色だった。私は寄せては返してうまない波の音に、聞き入るともなく聞き入っていたのだが、不意に何とも名状しようのない強い懐かしさの気持ちにひたってしまった。これが本当の懐かしさの情なのだといまでも思う。……この強い印象こそ、歴史の中核は詩だということを、また詩というふしぎな言葉の持つ内容の一端を、一番明らかにしてくれているのではなかろうか。私にはそう思われる。この中核を包む歴史の深層は、美しい情緒のかずかずをつらねる清らかな時の流れであり、そして私はごく幼いころ、私の父からそれを教えられたように思う。

岡潔は人間の中心にあるのは懐かしさと喜びであるといっている。喜びは先の発見の強い喜びにあらわされている。懐かしさはこのシンガポールでの体験がはじめてのことである。彼は自身が直接感じたことからこころを表現する。そこからこころとはどのようなものかが垣間見えてくる。次に私が何十年も考え続けている岡潔の言葉を挙げる。

自然はこころの中にある、ということになった。ここをもっと詳しくいえば、自然は自分のこころの中にある、のである。

第二エッセイ集『紫の火花』には同じことを次のように書いている。

自然はこころの中にある、それもこんなふうにである、――こころの中に自然のあること、なお大海に一漚《いちおう》（泡）の浮かぶがごとし。

「自然は自分のこころの中にある」というこの言葉をわかろうとほんとうに長い年月考えてきた。それがわかってきたのは最近のことである。それについては後で述べる。

岡潔の著作は自身が出版禁止を命じたため、今ではほとんど手に入らない。その文章にふれる機会もほとんどないのが現状である。そこで彼の文章を長めに引用したい。それを味わってほしい。それほどここちのよい不思議な文章である。

こころというと、私は何だか墨絵のような感じをうける。彩りや輝きや動きは感じられない。こころの彩りや輝きという観念は、私たちは西洋から学んだのかもしれない。そういったものが感じられる言葉を使った方が、こころを詳しく見るに都合がよいから、私は「こころの一片」という代りに「一つの情緒」ということにしたのである。

情緒という言葉の本来の使い方は、次の式子内親王のお歌によって代表せられるようなものであろう。

玉の緒よ絶えなば絶えね長らへば
　忍ぶることの弱りもぞする

（私の命が絶えるなら絶えてしまえ、生き長らえば、恋するこころを抑えきれなくなってしまうかもしれない）

情緒という言葉を岡潔がつくり、それによってこころを探求していこうとしたことがわかる。短歌の現代語訳は著者による。式子内親王の真っ赤に燃えるような恋心が表現されている。情緒とはこのようなものなのであろう。

情緒の彩りもさまざまであって、芭蕉一門の彩りについて次のように書いている。

芭蕉一門の生き方も私は大好きである。一見池に張った薄氷の上に集団の全体重を託しているような感じであるが、実はここが「金剛不壊」の「底つ岩根」である。ところで芭蕉連句集の中にこういう句がある。

春めけば人さまざまの伊勢参り
参宮といへば盗みも許しけり

このころの人たちは、全く純な気持ちで、しかも真実命がけで、このくにの人の心の司、伊勢の内宮を仰ぎ親しみまつったのであった。私は前二句に人の心のこおどりを見る。それで重ねて、

何の木の花とは知らず匂ひかな（芭蕉）

江戸時代のひとびとの息づかいが直に伝わってくる。なんと豊かなこころなのだろう。岡潔は芭蕉一門が生涯に一〇句ぐらいしかこれぞという句を表現することができないのに何故俳句に一生をかけるのかを不思議だといい蕉門を研究した。芭蕉たちは『更科紀行』で姨《をば》捨山の月を見て俳句を吟じるためだけに旅にでた。「俤《おもかげ》や姨《をば》ひとり泣く月の友」の名句を詠んだ。六〇歳をすぎてそのためだけに何日もの徒歩での旅をしたのである。俳句とは情緒そのものの表現であり、情緒にふれ俳句として表現することが一生をかける価値のあることだとしていたことにいきあたる。岡潔の数学も薄氷の上での仕事のようであるが、実は情緒の岩根に両足をすえた最も堅固な仕事だった。

岡潔の生涯

高瀬正仁の『評伝岡潔——星の章』(高瀬 2003)、『評伝岡潔——花の章』(高瀬 2004) に岡潔の生涯についてきわめて詳細に記されている。これらと岡潔のエッセイをもとに記述してみる。

岡潔は一九〇一年大阪市で生まれた。和歌山県伊都郡紀見村で育つ。祖父の厳しい躾で、人を前にし、自分を後とせよという教えを中学四年まで守った。それが自己抑止力のきわめてたかい岡潔のこころを形成した。小学生のころは暗くなるまで谷から谷へと蝶を追って夢中になることもあった。めずらしい蝶をみつけたときの強い喜びについて語っている。父親は彼を最初から学者にすることに決めており、金銭についてはいっさい関心を持たないように育てた。そして日本の中核となる人々の行いを語り聞かせた。

中学生になり、歴史の教科書をそのまま暗記するといった異常なまでの記憶力を示した。学年のはじめに教科書をもらったとき数学以外の教科書をすぐに読んでしまっていた。それがとても楽しかったと言っている。クリフォードの定理を何度も図に描いて考え続けたりした。

のびのびとした平和な雰囲気の三高へ進学し京都大学物理学科へと進学した。そのときはまだ数学を生涯の仕事とする自信がなかった。一年たって学年末試験で数学の難問を解き、数学への関心と自信が高まり数学科へ編入した。春の花園にいるように数学を楽しんだ。

卒業後京都帝国大学理学部講師、助教授となり一九二五年みちと結婚した。一九二九年フランス留学。中谷宇吉郎、治宇二郎兄弟と知り合う。ジュリア教授に師事し大学図書館でグルーサーの解析教程三巻を熟読する。すべての問題を解いたという。一冊六〇〇ページの大冊であるが片手の手のひらに三枚のリポートペーパーがのっているがごときにまで咀嚼玩味し自家薬篭中のものとした。多変数函数論が後半を占めている。

フランス留学中は考古学者の中谷治宇二郎と学問の理想について語り合い尽きることがなかった。岡潔は本当の親友とはこのようなものであるのかとはじめてわかったと述懐している。治宇二郎と一緒にいたいがためだけの理由で留学を一年延期し一九三二年に日本に帰った。

一九三二年、広島文理科大学で助教授として教鞭をとる。多変数関数論の研究を本格的に開始する。研究に没頭したため講義に行かないことも多く広島文理科大学での評判は芳しくなかった。

一九三五年、札幌の中谷宇吉郎の招待で北海道帝国大学理学部に嘱託として滞在する。ベンケ、ツーレンの多変数函数論の流れについてのレジュメを読みこの分野の風景がはっきりみえ第一着手を模索する。秋になり中谷宇吉郎の自宅の居間でうとうとしているときに最初の難問の解が結晶化するようにわかり、同時に岡潔の多変数函数論の三大発見の一つ「上空移行の原理」を発見する。このとき第五論文までの姿がみえたという。

一九三六年三月、中谷治宇二郎没。五月に岡潔の第一論文が受理される。この年、俗にいう広島事件が起きる。六月二三日、京都帝大の数学者園正造の歓迎会に出席していた岡潔は途中で具合が悪くなり退席し行方不明となった。夜になり下校中の夜学生を襲い帽子、靴、書籍、自転車などを奪い、自宅近くの牛田山の笹原に横になって夜を明かした。そのおり金星から来た少女に彼の来し方行く末を伝えられた。岡潔の未完の遺作『春雨の曲』にその場面がある。

それから一、二日たったよく晴れた夜、わたしは家の後ろの小高い丘の斜面に、北西の方を向いて、笹原に背をもたせかけたまま、金星から来た娘の話を聞いていた。娘はわたしの今生の越し方行く末を詳しく説明してくれたのであるが、わたしには夢の中の話のようであった。

この一九三六年には真の友である中谷治宇二郎が亡くなり、それと並行して最初の数学的大発見が起きていた。深い抑鬱と創造の病いとが重なりあい岡潔の精神に異常をきたしたとしても無理はない。岡潔ほど深い情愛をもって友に接し、数学的実在に全霊をもって入り込む稀有な人間にはじめておこりうることであろう。

広島脳病院にしばらく入院した。入院したその日から普通の状態にもどっていたとのことである。同年、第二論文も受理される。

一九三七年、岡の原理を発見し第三論文を執筆する。

一九三八年一月一六日に東京出奔事件が起きる。広島から京都へ資料をとりに行くと言い汽車に乗ったまま行方不明となり、翌日東京丸の内署に保護され親族に連絡がいき消息が判明した。後に書かれた『春風夏雨』には汽車に乗っているうちに戦争で死んでいく若い人々が心配になり支那事変をやめるよう天皇に直訴するつもりだったが、東京が近づくにつれてそのようなことのできる雰囲気がなくなり、胸が苦しくなり保護された経緯が書かれている。

広島にもどり二月二日には最後の講義をし、広島脳病院へ再入院した。そのときには平常心にもどっていたようである。広島文理科大学はその後退職した。

一九三九年三月に妻みちの信仰していた光明主義のお念仏をはじめた。四月に父親寛治が亡くなった。第四論文、第五論文を発表する。広島をひきあげ紀見峠に一家で転居する。

実は、岡潔は広島事件以来もう一つの大問題をかかえていた。それは妻みちが離婚したいと言いだしたのである。岡潔の精神状態が不安定となり、広島文理科大学での職もあやうくなり、普段の生活で家族をかえりみず不摂生と数学研究への没入をすることから離婚を考えたのもいたしかたのないことである。もう一つ大きな問題は、みちがそれほどにまでしてうちこむ岡潔の数学研究の価値をまったく理解できなかったことにある。当時世界でも数人しか彼の論文を理解し評価できなかったのであるが、日本では全く評価されず、みちにその価値をわかれといってもとうていむりなことであった。みちの離婚への決心は東京出奔でさらにたかまったが、脳病院への入院などでうやむやとなっていた。みちはかなり固い決心をしていたようであるが義父寛治が亡くなり、大学も退職せざるをえなくなり、脳病院に入院までした岡潔をみすてることができず、岡潔が光明主義を信仰することで、みちはともに生活していくことに舵をきったのではないだろうか。お念仏を始めたころの経緯を物語るはがきには次のように記されている。

僕は「自分が偉いと思って居て感謝の念が足りない」と云ふかどで皆からすゝめられてお念佛を始めました。近頃何が何だか分らないまゝで一寸凝ってゐます。何でも「禅は水を澄ませて釣り上げるし、念佛は水を濁してすくひ上げる」んだ相です。御蔭で家内の御機嫌は相当よろしい。

岡潔がお念仏を始めたことでみちの気持ちも相当ほぐれ喜んでいる様子がわかる。

一九四〇年六月、岡潔の三大発見のふたつ目「函数の第二種融合法」を発見する。お念仏により境地が深化したのであろうか。

一九四一年六月、第六論文が受理される。一〇月に札幌に単身赴任する。一二月に日米開戦となる。このしらせを聞いて岡潔は日本は滅びると直感し数学の世界に閉じこもる決意を固める。

一九四二年、札幌で不定域イデアルの研究をはじめる。北海道大学を依願退職し奨学金をうけ生活する。

一九四三年、郷里和歌山県紀見村で研究と農耕の日々を送る。ハルトークスの逆問題を解く。土地を切り売りしながら生活する。

一九四五年、終戦。

一九四六年七月、岡潔の第三の発見が起こり、不定域イデアルの理論が結実した。一九四八年、不定域イデアルにもとづく第七論文がフランス数学会の機関紙に受理される。

不定域イデアル発見の経緯は岡潔の生涯にとりきわめて重要な事件であるのでここに詳しく記述したい。

一九四五年五月一一日付の岡潔の日記には「イデアルニ関スル研究ガ緒ニ着キ初メタ様ニ思フ」、続いて「佛道ヘノ帰依ガ少シ深マッタ様ナ氣ガスル」とある。不定域イデアルの研究とお念仏の修行が同時に進行していった。

一九四六年には本格的にお念仏修行が始まり、光明会の木叉上人に教えを受けながら一日に数時間お念仏を唱え続けた。この時期の六月二一日のノートには「須く大志を抱くべきこと。数学研究等のずっと上に出てお念佛すべきこと」とあり、六月二二日には「神話のこと。詩のこと。数学研究のこと。いつもああいう研究法をするが、あれは何だろう（意欲と想像と……）ともかくそれらの上に出ること。それらすべての上に出でよ」とある。お念仏が数学研究の上にでるものであり、数学研究を引き上げるものとの認識が示されている。

そして七月一五日になると「全生活ヲ光明主義ニ打チ込ムコト」という言葉とともに、「数学ノ研究ヲ始メル」と書かれている。そしてここに本格的な不定域イデアルの研究が始まる。そして、半年はかかるであろうと思っていた大発見がわずか一七日後の七月三一日に浮かんできた。そのときの情景が『春宵十話』にある。

七、八番目の論文は戦争中に考えていたが、どうしてもひとところうまくいかなかった。ところが終戦の翌年宗教に入り、なむあみだぶつをとなえて木魚をたたく生活をしばらく続けた。こうしたある日、おつとめのあとで考えがある方向へ向いて、わかってしまった。このときのわかり方は以前のものと大きくちがっており、牛乳に酸を入れたときのように、いちめんにあったものが固まりになって分かれてしまったといったふうだった。それは宗教によって境地が進んだ結果、物が非常に見やすくなったという感じだった。だから宗教の修行が数学の発展に役立つのではないかという疑問がいまでも残っている。

「終戦の翌年宗教に入り」とあるのは一九三九年にみちの機嫌をとるために光明主義を始めたのだが本当に帰依して宗教に打ち込みはじめたのは一九四六年からであるという意味であろう。この発見のときの情景についてこの年の九月二〇日の日記に次のようにある。

数学ノ出來方ノ不思議サガ段々體験サルルニ従ッテ、遂ニ其ノ本源ガ知リタクナッタノデアラウ不定域イデアルの発見のときの自身の神秘的かつ不思議なこころの動きを体験し、こころの不思議へと関心が向いていったことがわかる。この時の数学的発見で経験した数学的現実の実在感は普段の生活のときの実在感をきわめて大きく凌駕するものだったのであろう。物質的現実よりもこころの実在のほうがはるかにまさっていることを実感し、「こころの中に自然のあること、なお大海に一漚《いちおう》の浮かぶがごとし」との考えへとすすんでいったのであろう。

九月二三日の日記に次のように記されている。

今度ハ、前ノ数学ノ研究ノトキトハ、大分勝手ガ違フ。感奮セシメルモノハ何カ。強クヒクモノハ何カ。現在ノ自分ノ状態ハドウカ。
数学研究カラ自己研究ニ入ッタノデアル

「自己研究」すなわちこころの研究に入ったのである。岡潔においては数学研究とお念仏がその方法である。それらにより深まっていく境地における自分自身のこころを感じとっていくのである。

一九四八年、第七論文「いくつかのアリトメチカ的概念について」が完成する。湯川秀樹の手でアメリカへ運ばれ、そこからフランスのアンリ・カルタンに渡された。当時は郵送で確実に外国に論文を送ることは困難であり、湯川秀樹に論文を委託したのであろう。この論文はきわめて高く評価され、その後「層」という概念で現代数学を支えることとなる。

一九四九年、友人秋月康夫の紹介で奈良女子大学教授に就任する。ようやく経済的安定を得た。

一九五一年、第八論文が掲載された。

一九五三年、第九論文が受理された。

一九六〇年、文化勲章を授与される。天皇から「数学はどういう学問か」という御下問があり、岡潔は「数学とは生命の燃焼であります」と即答した。妻みちは文化勲章を授与されたことがとても誇らしくうれしかったようである。そのときの彼女の手記が森田真生編『数学する人生』の「文化勲章騒動記——超俗の数学者がもみくちゃにされた一月間」としてある。

一九六二年、中谷宇吉郎逝去。彼なくして岡潔の仕事はなしえなかった。最も苦しい時代に彼を心から親切に援助した。

第十論文が受理された。これが公表された最後の論文である。

一九六三年、『春宵十話』が出版される。こののち数年にわたり『紫の火花』、『春風夏雨』などのエッセイ集が次々と出版された。

一九七八年三月一日未明死去。『春雨の曲』第八稿が遺稿となる。同年五月二六日、妻みち逝去。彼女は岡潔を光明主義にみちびき数学研究を支えつづけるために遣わされたかのごとくである。

理理無礙法界

「数学ノ出來方ノ不思議サガ段々體験サルルニ従ッテ、遂ニ其ノ本源ガ知リタクナッタノデアラウ」と日記に書かれた不定域イデアル発見のときの体験が岡潔の中にコペルニクス的転回をもたらせた。自然の中にこころがあるのではなく、こころの中に自然はあるという確信をえた。ここでいうこころとは何であろう。もちろん岡潔にとっては情緒である。その情緒について興味深い記述が『春風夏雨』にある。

私は坐っている。私は立ち上がろうと思う。私は立ち上がる。まずこれであるが、人はこういうことができるのである。実に不思議だとはお思いになりませんか。

人には四〇〇いくつかの筋肉がある。それらがとっさに統一的に動いてくれたから、立ち上がれたのである。どうしてそういうことができたのだろう。

このあとがさらに不思議である。私は初めに立ち上がろうと思った。そして立ち上がったのだが、その立ち上がり方はよく初めの気持ちを表わしている。気持ちは情緒である。だから私は、一つの情緒を、肉体という物質によって四次元的に表現したのである。一つの情緒は相当強い濃度の無限次元だと思われる。それがどうして四次元空間に、こんなにもたくみに表現できたのだろう。

四〇〇いくつかの筋肉にはそれぞれ神経があり脳につながっている。それらが統一的に動くには少なくとも四〇〇いくつか次元のものが脳内になければならない。しかもそのときの気持ちを表わすには相当強い濃度の無限次元の情緒がそこに必要なのである。情緒は四次元の物質でできた脳の中にあるのではなく、相当強い濃度の無限次元の情緒に一遍《いちおう》の浮かぶがごとく四次元のこの世界があり、脳があるのである。岡潔が不定域イデアルを発見したとき感じ取ったこころはこの相当強い濃度の無限次元だったのである。

こころの世界は日常語ではほとんど表現できない。仏教においてこころは深く探求されてきた。こころを語るにはどうしても仏教のちからを借りねばならない。

以下に述べることはまったく私の独自の見解である。

仏教ではこころの世界を法界という。こころに浮かぶものはどれも法である。そこにあるもののこころに浮かぶという意味では法であり、頭に浮かぶ想像も法である。華厳経では、その法界には事法界、理法界、理事無礙法界、事事無礙法界の四法界があるとしている。物事の生起する四次元世界の事法界。理は法則であるとかことわりであるとかいうが、それらはすべて観念からなる。観念からなる世界を理法界とする。脳内で感覚印象にいろいろな観念の裏打ちがなされ意識にあらわれる物事となる。このような物事と観念が融通無碍に行きかう意識にあらわれる世界は理事無礙法界である。そして事事無礙法界は一片に全世界が映し出される光に満ちた世界である。それは量子の世界を彷彿とさせる。フランク・ウィルチェック（2001）は『物質のすべては光』を著したが、量子の世界ではすべては光の反映しあう世界であるという。それはまさに事事無礙法界の姿である。フォン・ノイマンによると量子論は複素無限次元空間を基底として表現されるという（ノイマン1932/1957）。最も密度のうすい無限次元空間である。それが物質的四次元世界の基底にある。

井筒俊彦はこの上に理理無礙法界を立てた（井筒 1989）。イスラム思想界のイブヌ・ル・アラビーを引き、あるともいえず、さりとてないともいえない、有無の間の境界領域の実在性を意味する「有・無境界線上の実在」を定立し、それは分節されているとした。とても神秘的な言い回しであるが、それは観念といってよいであろう。数学的観念は直線という観念のようにあるともいえずないともいえないが確かに実在する。そうであるがゆえに数学的実在が現に存在するのである。このような「有・無境界線上の実在」は表面的には観念として分節されているがその深層では融通無碍に行きかい、不定域イデアルの発見のときの牛乳に酸を入れたときにいっきにかたまるような高度な法則性に支配された実在である。それは理理無礙法界というべきものである。密度の強い高次元の世界である。岡潔は数学は理事無礙法界のことであると言っているが、おそらくそれは井筒俊彦のいう理理無礙法界のことであろう。

情緒と精神科臨床

私の精神科臨床の中心にあるのは情緒を感じとることである。相手が解離状態になるのと同時に自分も解離状態になり、自他未分になる。そうすると情緒が動きだすのがわかる。活火山の火口をのぞき見るとマグマが垣間見えるように情緒が感じとられる。そこからさらにいろいろなものが動きだす。時間がたつのを忘れてしまう。看護師に予診をとってもらうのだが、情報を得ることより良いラポールが生まれるのが大事であると教えている。隣の予診室から患者と看護師の笑い声が聞こえてくる。私よりよっぽどうまく対応していると感心する。

熊田千佳慕の虫の絵は表情がある。虫と通じあっているかのごとくである。熊谷守一の絵も蟻に表情がある。自宅の庭の自然に融けこんで絵を描いていた彼ならではのことである。田淵行男の山岳写真は山とさえ通じあうことができることを示している。昔のカメラで一回だけのシャッターチャンスに賭けてとった彼の写真は山が生きている。自然と情緒が交流したとき、そこに野生体がある。最も原初的な情緒表現であろう。

最近になり私が感じたことを最後にしるしたい。

もっといのちにちかづくこと

いのちってもっとにぎやかなものなんだ

†文献

井筒俊彦（1989）『コスモスとアンチコスモス』岩波書店
フォン・ノイマン［井上 健、広重 徹、恒藤敏彦＝訳］（1932/1957）『量子力学の数学的基礎』みすず書房
岡 潔（1963）『春宵十話』毎日新聞社
岡 潔（1964）『紫の火花』朝日新聞社
岡 潔（1965）『春風夏雨』毎日新聞社
高瀬正仁（2003）『評伝岡潔──星の章』海鳴社
高瀬正仁（2004）『評伝岡潔──花の章』海鳴社
フランク・ウィルチェック［吉田三知世＝訳］（2001）『物質のすべては光──現代物理学が明かす、力と質量の起源』早川書房

地貌と流謫──解題

江口重幸

はじめに

本書『語りの底に──臨床文化精神医学』は、大月康義の二冊目の論集である。はじめての論集『語る記憶──解離と語りの文化精神医学』が出版されたのが二〇一一年九月であるから、約八年目ぶりの続刊ということになる。本論集では、初期の、つまりオホーツクを望む北見（赤十字病院）の時代から、二〇〇一年に札幌市郊外南空知地方の岩見沢に移り、その地のクリニックで本格的に始動し、精神科臨床を根付かせたそれ以降の論考が中心になる。

著者紹介

著者については、前著の「解題」で詳細に紹介したが、本書を初めて手に取る読者もいることを考え、以下重複することをおそれずに記すことにする。

大月康義は、一九五二年三月旭川市に生まれた。父方の祖父と母方の曽祖父が、それぞれ開拓民として北海道に渡り、父方祖父は深川《ふかがわ》で、母方曽祖父は美深《びふか》で鍬を入れたという。大月自身は父親の仕事の関係で旭川と札幌の間を行き来するような幼少期を送り、学園闘争の盛んな頃、函館の進学校に入学。そこから北海道大学に入学し、理系への進路をたどることになった。当初化学を専攻したが、本書最終章の岡潔への敬意に溢れた言及にもあらわれているように、最終的には数学に関心をもち数学科を卒業している。卒業後は理数系の能力を生かそうと一旦はコンピューター関連の大企業に就職するが、短期で離職している。その後、数学の大学院に進むことを考えた頃たまたま虫垂炎に罹患し、その療養期間に医学に関心が湧き、方向を転換して札幌医科大学に入学している。

医科大学卒業後は神経精神医学講座（高畑直彦教授）に入局。短期間神経内分泌の研究に関心を示して解剖学教室に移ることがあったが、再び神経精神医学教室に戻っている。当時教えを受けた高畑教授には、七田博文との共著『いむ』（私家版［1988］）や、七田博文・内潟一郎との共著『憑依と精神病――精神病理学的・文化精神医学的検討』（北海道大学図書刊行会［1994］）などの著作があり、また一九九六年の日本精神神経学会（札幌）の大会長を務められた際にはアーサー・クラインマンを記念講演に招請するなど、長年文化精神医学・医療人類学への造詣が深く、当時の札幌医大の神経精神医学教室は日本の文化精神医学のメッカのごとき活況を呈していた。そうした研究や臨床の環境も大月ののちの軌跡に大いに影響を与えていると思われる。

その後大月は、かつて卒業直後の二年間医局からの派遣で勤務した北見赤十字病院精神科に本格的に就職、約一二年勤務することになる。一九九九年からは、特別豪雪地帯に指定されている岩見沢のメンタルクリニックに移り、さらに世紀も変わった二〇〇一年四月からは大月クリニックを開設して現在に至っている。

文化精神医学という問い

ここで前著の解題でも投げかけておいた、文化精神医学とは何をする学問なのか、なぜ精神医学に文化という切り口が不可欠なのか、そして、一方では科学的根拠や国際診断基準に拘束されながら、どうしてそれに回収されずに、ローカルな知と日常世界の厚い記述からなる文化精神医学へと歩み出す者がいるのかということについて考えてみようと思う。というのも、前著や本書で著者の大月が委曲を尽くしながら論じようとしているのはこの問いをめぐってのことだからである。以下では、やや聞きなれないかもしれないが、「地貌」と「流謫」を二つのキー概念として紹介しようと思う。

地貌

俳人で国文学者でもある宮坂静生は「地貌季語」の提唱で有名であるが、こうした季語の発見に至る契機になった印象的な出来事を、著書『季語の誕生』（岩波新書［2000］）の冒頭に記している。それは二〇〇四年の五月のことだったという。北海道の稚内に近い浜頓別《はまとんべつ》に住む俳句作者から、歳時記についての質問が寄せられた。その内容を簡単に言えば、市販されている歳時記はどれも浜頓別の季節に合わない。歳時記の季節に合わせて（いわば想像を働かせて）俳句を作ってきたが、これ以上このようなことを続けていても意味がないのではないかと思うようになったという切実な疑問である。

この手紙に衝撃以上のものを受けた宮坂は、二つの点に改めて気づかされたという。一つ目は、自分たち（俳句作者）は実景ではなく歳時記によって俳句を作ってきたのではないかという点。二つ目は、市販の歳時記が日本のどこに住んでいても使えるものという前提で、収録されている季語への疑いをもっていなかったという点である。そこから宮坂は「実景と詠まれる世界とはどう関わるのか」ということと、季語がどの地域でも同じように用いられるとは限らない「歳時記の季語の特異性」という大きな問題に真正面から向き合うことになる。この出来事を契機にして、季語の誕生にまでさかのぼってその意味を洗い出そうとするのである。

このような歳時記の季語のいわば普遍性をめぐる疑問は、どうやら最近のものではないらしい。宮坂は、正岡子規の明治期にすでに同様な問いが発せられていたことを紹介している。それは明治三二年のこと、盛岡の俳人から子規のもとに疑問が寄せられた事実がある。簡単に（現代語風に）言えば以下のような質問であった。（質問者の住む）盛岡は梅も桜も同時に咲く。桜が散らないうちから子規《ほととぎす》が啼き、卯の花の咲く最中に桃の花が咲き、菜の花も薔薇もすみれも一斉に開花する。こうした暮春と初夏が混じり合うありさまには閉口するほかはなく、この実景を詠もうとすると「春夏混雑の句」ができあがってしまうが、それでいいのだろうか、という主旨であった。この質問に対し子規はこう答えているという。「少しも差支なし。盛岡の人は盛岡の実景を詠むが第一なり」と。単刀直入、実景を第一とするべきであるという明快な回答である。そこにはあくまで写生を重視し、さらに晩年、病いで病床から起き上がることもできないなか、絵筆を握り、絵画への関心を深めていった子規らしさが横溢しているように思われる。

こうしたエピソードを紹介したうえで宮坂は、「私はこの盛岡のようなふるさとを『地貌』と称している」と記す。地貌とはもともとは地理学の用語であるが、『自然』と称して風景を一様に概念化してつかむのではなく、それぞれの地の個性をだいじに考える見方である。風土の上に展開される季節の推移やそれに基づく生活や文化まで包含することばとして私は地貌を用いてきた」(p.v)と、このことばの定義のようなものが示されている。つまり、雪・月・花のような、季節ごとのおきまりの「景物」の美しさをめでるのではなく、より広く対象に練り込まれた風土や文化にまで心を開くことで、季語そのものを蘇生させようとするものであると言えよう。

さらに著者の宮坂は、歳時記の季語のそもそもの淵源に二方向から向かおうとする。一つは共時的（synchronique）ともいえる方法。つまり通常の歳時記に記載されているような、季節を四季ととらえ、春・夏・秋・冬がほぼ等分に循環するのは、地球の一部の、北緯・南緯各々三〇度から四〇度の地域であり、日本列島でいえば北緯三〇度（鹿児島県の屋久島と中之島の間）から四〇度（秋田県男鹿半島から岩手県境の八幡平を結ぶ線上）の間にあたる領域に限られる。盛岡はこの範囲内だが北緯四〇度にぎりぎり近く、浜頓別は北緯四五度以北なので、四季が均等に循環せず、先のような切実な質問につながることになる。

そしてもう一つはいわば通時的（diachronique）な方法。つまり季語とは何かを、歴史をさかのぼりながら検討しようとすることである。宮坂は、和歌―連歌―俳諧の時代に分け、そうした歴史をたどることで、季語体系の根本には「主として京都を中心、ないしは畿内中心のもの」（山本健吉）という原理が据えられている点を指摘する。ここから宮坂は、日本の季語の源流やその後の結節点をたどる思考と併行しながら、雪・月・花などの定型化した「景物」から「季語の地貌化」への転回点を刻んだと考えられる出来事へと思考を巡らしている。そして、芭蕉の旅の出現に注目し、以降現代にいたる俳句の、その詠まれた地域を含めて文字通り地貌を味わう長い探訪の旅へと歩み出すのである（『季語体系の背景――地貌季語探訪』岩波書店［2017］）。

「実景」と尺度

　地貌季語について長々と引用をしたのは、大月の臨床の場が、宮坂の著書の冒頭に記された浜頓別の質問者と同じく、歳時記の想定範囲から大きく外れる、それらの普遍性を疑わざるを得ない場で展開されてきたことと関連するからばかりではない。地貌季語の発見、さらには季語の再発見のエピソードと、（文化精神医学や医療人類学を基底に据えた）臨床文化精神医学や臨床民族誌と呼ばれるものとは、きわめて類似した問題を抱え、それを越えようとする思考過程をたどるからである。例えば先の地貌季語をめぐる挿話における、一般に流布している歳時記を、（ＩＣＤやＤＳＭを代表格とする）精神疾患のグローバルな診断基準に、一方それとはしばしばズレや齟齬を生み出す眼前のローカルな「実景」を臨床場面で出会う個々の患者や症例に置き換えてみると、わかりやすいだろう。

　臨床の場が、極寒の地であろうと熱帯地方であろうと、経済的な背景がいかに違っていようと、あるいはどのようなローカルな方言でそれが語られたとしても、例えば、米国の精神疾患の診断基準であるＤＳＭ-５でいえば、「毎日続く終日の抑うつ気分」といった九項目のうち、五つが同じ二週間に存在し、そのひとつは抑うつ気分や、興味や喜びの喪失であるといった条件を満たせば「うつ病（大うつ病性障害）」とするというようなものである。もちろんＤＳＭにおいても、生活史的背景を考慮するようにという注意事項が記されているが、逆にいえばそうした尺度《クライテリア》を満たさないものはうつ病とは見なさないということになってしまう。「実景」（「リアルな事例」）を詠もう（診よう）とするにもかかわらず、歳時記（診断基準）の当該季節の季語（尺度）に従ってしか、目の前のものを切り分けたり、理解したりすることができない。それを続けようとするとき、浜頓別の俳句作者が嘆いたように、そうすることの意味が大きく揺らぐことになる。「ことばには貌がある。そのことばには土地の貌が映し出されている」と、『季語体系の背景』のカバーのそでには記されているが、大月が本書第４部「臨床言語論」で切り拓こうとした領域もこうしたものをめざすものではなかっただろうか。

おがみ小屋

大月は、前著に所収された論考「精神科臨床とダイアロジスム」において、文化精神医学の根幹に触れるような経験を記している。それは（再論を許していただきたいが）以下のような、娘に連れられ受診した七八歳の女性であった。

その女性は頭の右側の皮膚がだぶってくるという異様な感覚を訴える。「頭調子悪いのでかっちゃいたりしていた、頭の右側に皮がだぶってくる。かたまわりして、まただぶってくる。髪のはえてる皮がまわりまわって裏返しになったんではないか……」（p.120［強調点江口］）と独特なことばで述べるのである。当事者の置かれた苦痛や苦境を表現することばは、翻訳できないきわめてローカルなことばであることが多いが、この老女の場合それが際立っている。のちに判明するが、この医療機関への初診は、どうやら自分の兄の通夜を控えた本人の不安に満ちた時期に重なったときであったらしい。

そののちこの女性は数回の不規則な受診を経て、一年近く後に再び来院する。家が「ふくろ家」になっているので壊すと言い出し、同居の娘一家に「出て行ってくれ」と告げる。本人は、「家が鬼門だ」と言って一人で家を出てしまい、川向こうの物置に住んで、その窓から出入りしているという。そのため身体全体が汚れた姿で、憔悴した面持ちのまま、娘に連れてこられたのである。大月はその様子をみて、入院治療を勧めている。

入院後に改めて本人のライフストーリーを聴いていくと、その女性は北海道に移った開拓民の父母をもち、（北見市に近い）津別の二又で生まれたという。きょうだいは七名（初診時に言及された兄は亡くなっている）。生まれた頃周囲はまだ原生林で、戸口にむしろをさげただけの「おがみ小屋」で育った。こうした環境でのけっして楽ではなかった生活を、その女性は滔々と話すのであった。二四歳で近隣の男性と結婚し、四人の子を順に出産。しかし三四歳のときに夫は心筋梗塞で急死し、その後苦労して子どもたちを育てたという。

大月は、かつて学生時代に間借りしていた家の七〇歳をこす大家のおばさんから「おがみ小屋」の話を聞いたことをありありと想い出している。それは丸太と丸太を互いにたてかけただけの実に粗末なものに、むしろをさげただけの（両手の指先を合わせて拝む形であるからこの名がついている）

もので、冬にはなかで泥炭を燃やしたりしたが、風など入って寒かったという。大月はこうして、カミの声を代弁する訓子府《クンネップ》の拝み屋さんが話した、頭の皮のだぶつきと家屋の形状の符合についてこの女性が話をしていることに行き当たるのである。

このような聴き取りをしたのちのある日、大月は、網走川からケミチャップ川に沿って車を走らせ、津別、本岐から、陸別に向け、そしてこの老女がかつて畑を作っていたあたりへとたどりつく。それはいまだ厳冬のオホーツクの四月のことで、運転するにつれ次第に雪が舞いおり、さらに吹雪まじりとなり、目的地本岐あたりではうっすらと雪が降り積もった銀世界の中に打ち捨てられた白い畑の跡地をみるのであった。

今日ほとんどの精神科医であったら、空間失認を含めた加齢による脳の変性疾患を疑うか、あるいは器質疾患も関与した体感異常《セネストパチー》を疑って、神経画像や心理検査へとつなげるところであろう。あるいは十分な教育を受けていないと思われるこの女性の知的レベルの検査をすることで一応の納得に至るのではないか。ここでは大月の、一連の想像力を駆使した対話的展開、具体的なモノやリアルな地名への着地、そしてそれらを自らの経験と重ねながら聴き取り、事例の経験に重ねていく方法が縦横に駆使されている。というより、この老女の語りの力によって主治医の大月はケミチャップ川から本岐へと駆り出されているようにも見えるのである。これは、共感というレベルを越えて機能している文化精神医学的、臨床民族誌的方法論の核心部分と考えられる。

この女性の暮らしたほぼアイヌ語を語源とする地名の連続に加え、「ふくろ家」という独特な呼称が出てくる。柳田国男の『地名の研究』には「袋」がつく地名——例えば池袋・沼袋・川袋——をめぐる考察があり、それらが川などに囲まれた、水に縁があって、廃川敷や水流の変わるところ指すものだという指摘がある。頭の皮のだぶつきと重なって語られる「ふくろ家」という聞きなれないことばからも、おそらく本人の記憶と身体がらみの地誌（文字通りの「地貌」）へと移行しうる入口が開いているのである。

流謫

本書を貫くものとして、「地貌」とならんでもうひとつ「流謫」というテーマがある。中井久夫による力動精神医学の源流をめぐる考察が、本書でも紹介されている。中井はエランベルジェの『無意識の発見』を翻訳する過程で、その主要登場人物たちが輩出したり活躍したりした場所を地図上にマッピングしながら、力動精神医学の起源を探究しようとした。

その結果、ヨーロッパのごく一部の地域からこうした動きが出現していることを突き止めている。例えば「ボーデン湖・ライン河流出口複合」に代表されるそれらの地帯は、「平野部が森あるいは山に移行するところ、あるいは湖と森のはざまである……ヨーロッパの辺境であって、キリスト教以前の伝説が残り、魔女狩りの盛んであった地帯である」（『治療文化論』岩波現代文庫［2001/p.149］）とされた。

今日広く受容されているこうしたヨーロッパにおける力動精神医学発祥地の地誌的定式化は、「地貌」と密接に結びつきながら、もうひとつ別の「流謫」というモチーフに繋がっているように思われる。

それは一九世紀半ばにハイネ（一七九七～一八五六）が記した『流刑の神々』[1853]に結びつくモチーフである。ハイネのこの書の基本的視点は、西暦四世紀のキリスト教の決定的な勝利の時代にさかのぼる。これによって古代の神々はかつての栄光の地位を追われ、屈辱的な敗走を重ね、ヨーロッパの辺地で身を隠しながらの生活を送ることになったというのである。そしてその多くは昔話の古層となって残った。例えば光明の神アポロンは、南オーストリアで身をやつし牧童の暮らしを強いられ、メルクリウス神は小商人《こあきんど》の姿で目立たぬ日々を送っている。昔日の荘厳な神々は、このように地上の片隅に縛られ、いわば流謫（流刑）の日々を送ることになった。八世紀には、カール大帝によるザクセン人の制圧が行われ、勇猛なヴィデキント王は敗北する。これによってザクセン人は平定され、恭順の意を示す代償としてキリスト教を受容し、神聖ローマ帝国内へと取り込まれることになったといわれる。この敗走時に疲弊のあまり動けなくなり、生きながら埋められた老女がいたが、それらはグリム兄弟の『ドイツ伝記集』などの物語のなかで生きながらえることになった。

ハイネは、「キリスト教が世界を支配したときにギリシャ・ローマの神々が強いられた魔人《デーモン》への変身のことをのべてみよう」と記し、「古代の自然崇拝がサタンに奉仕するものとされ、異教の祭司の勤行《ごんぎょう》が魔法につくりかえられたこと、神々の悪魔化というテーマ」（p.125）と結びついたことを、たどってみせようとした。

こうしたハイネの試みは、かつてのヨーロッパの伝説や昔話の世界を形作っただけではなく、日本の民俗学にもしっかりと継承されている。柳田国男が、欧州におけるフォクロアの成長を述べる際に、本書『諸神流竄譚』を「我々が青年時代の愛読書」として挙げたことはよく知られている(『不幸なる芸術』『青年と学問』終章参照)。キリスト教以前の歴史が数世紀にわたって堆積し、それが時に容易に人々の日常生活に顔を出すばかりか、新たな社会の動向もこうした古層のものに影響されて動いていることを示して、民俗学的視点のひとつの重要な要素に据えたのである(岩波文庫のハイネ『流刑の神々・精霊物語』の訳者小沢俊夫が、民俗学の系譜をもつ、我国の昔話研究者の第一人者であることはよく知られている。したがって文庫版の解説では、『遠野物語』をはじめ、日本民俗学とのつながりが十二分に強調されている)。

精神医学における二つの潮流

地貌と流謫という、二つのテーマをたどってきたが、それでは、私たちは精神科の面接場面において、あるいは診断過程において、その時代時代で流通する診断基準(いわば標準的歳時記)をすっかり手放してしまったらいいのだろうか。どうもそれほど単純なものでもないらしい。

実はグローバルとされる診断基準も、一皮むけば、歴史的なさまざまな知見が変貌を遂げながら織りこまれて基本的骨格を形成しているからである。精神科の専門用語を見ても、日本でその統一が図られたのは一九三七年前後のことである。この頃、「神経精神病学用語統一委員会試案」というものが提出され、それに対し石川貞吉が「試案読後感」(『精神神経学雑誌』42 (1938/pp.440-445) を書き、それに応答する林道倫の「精神病学用語統一試案に関する覚書」(同誌42 (1938/pp.446-457) が発表された。それらを見ると当時大学間で訳語も違っており、例えば「Schizophrenie」の訳語が、「精神分裂症」(東大)、「精神分離症」(京大)、「精神乖離症」(東北大) であったり、「Psychiatrie」の訳語も「精神病学」から「精神医学」への変更が提案されていたりしている。石川は、「精神医学」という用語への違和感で言葉を失ったと率直な感想を記している。「精神医学」という名称の正式使用からまだ一世紀を経てもいない事実を私たちは知っておくべきだろう。これは用語の翻訳レベルの問題ではあるが、やはりある程度の診断枠や用語の統一は必要なのである。

今日、DSMやICDなどの国際診断基準が普遍的な真理を示すものだと考える臨床家は逆に少なくなっていると思う。それは何年かごとの大掛かりな改訂を経て、例えばDSM-Ⅲ (一九八〇年) では「新クレペリン主義」と称せられ、各疾患はそれぞれ明確な実体をもつ輪郭鮮明なものと考えられた発想——いわゆる「区分的 (categorical)」な分類——から、DSM-5 (二〇一三年) に至ると、正反対の、統合失調症スペクトラム障害や自閉スペクトラム障害に代表される、「次元的 (dimensional)」な分類に置き換えられている。後者の発想を「ウェルニッケ主義」と呼んでもよいかもしれない。つまり各用語の変化にとどまらず、その基礎にある視点も (方法論的な議論はほとんど紹介されないまま）一八〇度ともいえる大幅な変化がもたらされている。

中井久夫は、『治療文化論』のなかで、ヨーロッパにおける精神医学の二つの伝統、「正統」精神医学と「力動」精神医学とを対比して検討している。それぞれの出自を「平野の啓蒙主義的文化」と「森のロマン主義的文化」として描き出し、そのうえで先の中井＝エランベルジェの記述に至るのである（p.149）。大学や大精神病院を中心に展開した、（対象への）距離のある観察・個別症状と統計的結論・症状（記述）・形式面の重視……を特徴とする前者と、精神科以外の科出身の開業医が心理療法家のオフィスで展開した、関与的観察・生活史・内容面（解釈）・無意識的動因重視……を特徴とする後者とが対比されている。

こうして大月の本書第3部の「個人症候群再考」でも論じられる「エランベルジェの逆理」が浮かび上がってくる。これは『無意識の発見』を貫いて問われている大きなテーマでもある。先の対比でいえば、精神医学の進むべき道は、前者の科学的医学に収斂する「ひとつのもの」にするべきなのか、あるいは後者の力動精神医学諸流派が並存する相矛盾さえする「多様性」に開くものにするのか。いったいどうしたらいいのか……。このディレンマの前でエランベルジェは明確な答えを出せないと述べた。これは、どちらか一つに割り切ることができそうもない問いなのである。もう少し言えば、割り切ってはならないような問いなのであろう。

さいごに

文化精神医学とは、事例のローカルな現実《リアリティ》の強度をくり返し経験することによって、精神疾患や精神障害のグローバルな普遍性という信念にもはや戻れなくなった者の方法論なのかもしれない。その強烈な契機とは、おがみ小屋であり、憑依であり、翻訳不能な方言で語られる身体言語であったりする。

本書は、第1部「序論」にはクラインマンが据えられ、第2部ではサリヴァンの精神療法論が論じられる。第3部「治療文化論」では、中井久夫やエランベルジェが、さらには荻野恒一や香港の文化精神医学者ヤップ、さらにはジャネが登場する。第4部「臨床言語論」ではハイデガー、そして第5部では岡潔が論じられる。第3部までの主要登場人物の著作は、文化精神医学や医療人類学に関心をもつ者なら必ず一度は、我を忘れて読むことになる必読の書物といえる。それは目的の山頂に至るための一種のベースキャンプである。著者の丁寧な案内に従いながら、あるいはそれを批判的に読みこみながら、高地順化を果たしつつ、さらに進んでいただきたい。それ以降の登攀ルートは読者それぞれの経験と創意にゆだねられているのである。

二〇一九年五月

【初出一覧】

第1部 序 論

▼クラインマン『ケアをすることの意味――病む人とともに在ることの心理学と医療人類学』を読む〈書き下ろし〉

第2部 サリヴァン精神医学論

▼鵺《ぬえ》的症候のサリヴァン精神医学的考察〈書き下ろし〉

▼社会体の歪みと心的外傷――対話的民族誌とサリヴァンの発生学的精神医学による把握〈書き下ろし〉

第3部 治療文化論

▼治療文化論再考――個人症候群をめぐって〈福岡行動医学雑誌21-1［66-74頁］〉

▼個人症候群再考――ヤップ文化精神医学への回帰〈福岡行動医学雑誌25-1［84-96頁］〉

▼レジリアンスと地域文化精神医学〈こころと文化15-1［30-35頁］〉

▼文化精神医学を地域に生かす〈福岡行動医学雑誌22-1［80-85頁］〉

▼非定型精神病とは何か——アイヌのイムからの考察〈精神医学史研究18-1［43-47頁］〉

▼荻野恒一はどのように文化を精神医学に取り込んだのか〈福岡行動医学雑誌24-1［60-63頁］〉

第4部　臨床言語論

▼憑依の背後にあるもの〈福岡行動医学雑誌22-1［73-79頁］〉

▼語りの地層〈福岡行動医学雑誌23-1［74-81頁］〉

▼ハイデガー『言葉への途上』を読む〈福岡行動医学雑誌25-1［73-83頁］〉

第5部　結　論

▼岡潔のこと〈書き下ろし〉

著者略歴

大月康義（おおつき・やすよし）

一九五二年北海道旭川市生まれ。北海道大学理学部数学科、札幌医科大学卒業。北見赤十字病院。現在、大月クリニック院長。

主要著書　『語る記憶——解離と語りの文化精神医学』（単著—金剛出版［2011］）、『文化精神医学序説』（共著—金剛出版［2001］）、『臨床精神医学講座23——多文化間精神医学』（共著—中山書店［1998］）

主要訳書　アラン・ヤング『ＰＴＳＤの医療人類学』（共訳—みすず書房［2001］）、バイロン・グッド『医療・合理性・経験——バイロン・グッドの医療人類学講義』（共訳—誠信書房［2001］）

解題

江口重幸（えぐち・しげゆき）

一九五一年東京都北区生まれ。現在、東京武蔵野病院。

主な著訳書に、『シャルコー——力動精神医学と神経病学の歴史を遡る』（単著—勉誠出版［2007］）、イアン・ハッキング『マッド・トラベラーズ——ある精神疾患の誕生と消滅』（共訳—岩波書店［2018］）、アーサー・クラインマン『精神医学を再考する——疾患カテゴリーから個人的経験へ』（共訳—みすず書房［2012］）がある。

語《かた》りの底《そこ》に　臨《りん》床《しょう》文《ぶん》化《か》精《せい》神《しん》医《い》学《がく》

2019年8月10日　印刷
2019年8月20日　発行

著者――――大月康義

発行者――――立石正信
発行所――――株式会社 金剛出版
〒112-0005
東京都文京区水道1-5-16
電話 03-3815-6661
振替 00120-6-34848

装幀◉岩瀬 聡　本文組版◉石倉康次
印刷・製本◉音羽印刷

Printed in Japan©2019
ISBN978-4-7724-1713-6 C3047